W0172384

Das Buch

Monika Walbert & Thomas Lang ausgebildet beim englischen Verband für spirituelle Heiler, der einzig anerkannten Organisation für spirituelle Heilung und ausgebildet in russischen bio-informativen Heilungstechnologien/Bewusstseinstransformation (Quantenheilung) beschreiben hier einfach und klar die besten alternativen Heilmethoden. Entschlüsselte Heilcodes unterstützen diese Anwendungen im gesundheitlichen und privaten Bereich.

Die Autoren

Thomas Lang, geboren 1967 in München, hält seit vielen Jahren Vorträge zum Thema Geistheilung und erforscht seit 1993 das Heilbewusstsein und geistiges Heilen. Als Gründer einer Heilakademie arbeitet er heute als Referent, Heilbewusstseins-Trainer und Autor und gibt in ganz Europa Seminare.

Monika Walbert geboren 1949 in Hamburg, ließ sich als spirituelle Heilerin bei einigen der besten Tutoren für spirituelle Heilung, beim Nationalen Verband für spirituelle Heiler Englands ausbilden. Es folgte eine Ausbildung zur systemischen Therapie, die sie mit der Quantenheilung zu einer neuen Art der systemischen Aufstellungsarbeit erfolgreich weiterentwickelt und konzeptioniert hat. Im Weiteren wurde sie ausgebildet in Bewusstseinstransformation (Quantenheilung), in russischen bio- informativen Heilungstechnologien und als Trainerin in Engelheilung und Engel Channeling. Als Gründerin einer erfolgreichen Heilakademie gibt sie auch Einzelsitzungen.

Monika Walbert & Thomas Lang

HEILCODES ENTSCHLÜSSELT

Die besten alternativen Heilmethoden
für jeden erlernbar

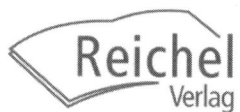

© 2014 Monika Walbert &Thomas Lang

© 2014 Reichel Verlag

D-91365 Weilersbach, Reifenberg 85

Tel: 0049(0)9194-8900, Fax: 0049(0)9194-4262

E-Mail: info@reichel-verlag.de

www.reichel-verlag.de

Umschlaggestaltung Christian Wolf und Monika Walbert

ISBN 978-3-941435-42-1

Inhalt

Einleitung

„Das eigentlich Wertvolle ist im Grunde die Intuition."

Albert Einstein, Physiker und Nobelpreisträger (1879-1955)

In unserem technisierten Zeitalter wird der Heilung des Körpers mehr Beachtung geschenkt als zu irgendeiner anderen Zeit in der Geschichte. Die größte und erste Veränderung geschieht jedoch immer im Geist. Das bedeutet, auch die Heilung des Körpers nimmt ihren Ausgang im Geist. Er ist der entscheidende Faktor bei der Heilung und Gesunderhaltung.

Viele der heutigen Heilmethoden beruhen ausschließlich auf mechanischen Vorgehensweisen. Damit erreichen wir allerdings nur einen kleinen Teil, jedoch niemals das Wesentliche. Unser Körper ist der beste Signalgeber für etwas, das aus dem Lot geraten ist. Wenn wir seinen Reaktionsweisen Beachtung schenken, können wir sehr schnell erfahren, was gut für uns ist und was nicht. Viele Menschen ignorieren diese Signale. Es ist jedoch nie zu spät, um etwas zu verändern.

Bewusste Menschen, die über den Tellerrand alltäglicher Wahrnehmung hinaussehen, haben bemerkt, dass es weitaus mehr gibt, als nur das, was man sehen, hören, schmecken, riechen oder tasten kann. Es ist gar nicht so schwierig, das, was über die fünf Sinne hinausgeht, wahrzunehmen.

Wir stellen immer wieder fest, dass die Dinge, die Großes bewirken, letztendlich einfach sind. Die meisten Menschen glauben, dass alles, was wirkungsvoll ist, schwierig und kompliziert sein muss und dass das, was einfach ist, nichts wert ist. So auch in Bereichen der Heilkunst (Medizin bedeutet ursprünglich nichts anderes als Heilkunst). Weltweit werden Jahr für Jahr Milliarden an Geldern ausgegeben, um Krankheiten zu behandeln und zu lindern. Es gibt auch immer mehr Krankenhäuser, medizinische Einrichtungen und Menschen, die diese Dienste in Anspruch nehmen. Doch es besteht ein starkes Ungleichgewicht zwischen steigenden Gesundheitskosten und immer neueren Behandlungsmethoden einerseits und dem schlechten Gesundheitszustand vieler Menschen auf der anderen Seite.

Heute wissen wir, dass unser Bewusstsein und unsere Energie entscheidend dazu beitragen, ob wir uns in einem Zustand von Gesundheit oder Krankheit, Harmonie oder Disharmonie befinden. Genau da setzen die in diesem Buch aufgeführten Heilmethoden an. Wir haben sie über viele Jahre selbst erprobt und teilweise auch weiterentwickelt.

Der Begriff Geistheilung – oder geistige Heilung – trägt der Tatsache Rechnung, dass Heilung vom Geist ausgeht, also über unser Bewusstsein läuft. Wir sprechen daher auch von Heilung auf geistigem Weg beziehungsweise Heilung durch Geist. Sie ist nicht nur einigen wenigen vorbehalten. Also brauchen Sie kein Mystiker, Priester oder Begnadeter zu sein oder über besondere Fähigkeiten zu verfügen, um diese Heilmethoden erfolgreich anzuwenden. Jeder von uns ist von Natur aus ein Heiler, eine Heilerin. Jeder hat von Geburt an die Fähigkeit mitbekommen, sich selbst zu heilen. Um letztendlich gute Ergebnisse in der geistigen Heilung zu erzielen, ist vor allem eines wichtig: üben, üben und nochmals üben.

Ein Mensch kann aber immer nur sich selbst heilen, niemals einen anderen. Für uns bedeutet das Wort Heilung: Ordnung und Harmonie, die aus uns selbst kommt. Ein anderer kann uns im Selbstheilungsprozess immer nur unterstützend zur Seite stehen. Wir behandeln keine Krankheiten, sondern wir helfen Menschen, die auf dem Weg der Heilung sind, auf subtiler Ebene. Geistige Heilarbeiter, die wir letztendlich alle sind, wenn wir nur wollen, sind Vermittler „kosmischer Heilströme", die im ganzen All fließen.

Die moderne Medizin spricht heute von einem Wunder, wenn eine Krankheit, die als „austherapiert" gilt, schließlich doch verschwindet. Wenn aber jeder Mensch dieses Wunder vollbringen kann, wenn er nur will, weil es ein Naturgesetz ist, dann bekommt das Wort „Wunderheiler" eine ganz neue Bedeutung. Bei vielen hat sich die Überzeugung, dass Wunder eigentlich nicht geschehen können, als unverrückbarer Glaubenssatz eingeprägt. So nehmen sie sich jedoch ein Stück weit die Möglichkeit, dass überhaupt Wunder geschehen können.

Wissenschaftler beginnen erst heute zu entdecken, was unsere Vorfahren schon vor Jahrtausenden wussten und als etwas ganz Selbstverständliches ansahen, nämlich dass alles Leben und überhaupt das gesamte Universum durch das „Feld", das alles umgibt – von Prof. Max Planck, dem Begründer der Quantenphysik, auch göttliche Matrix genannt –, verbunden ist. Diese Verbundenheit ist es, die uns auch über weite Strecken Heilimpulse zu unseren Mitmenschen senden lässt. Schon 1985 wurde im Fernsehen (ZDF) demonstriert, dass es funktioniert. Darauf gehen wir später noch näher ein.

In dieses Buch haben wir unsere Erfahrungen der letzten zwei Jahrzehnte im Bereich der geistigen Heilung und unserer zweijährigen Ausbildung bei den englischen Heilern einfließen lassen. Heute sind, nach unserer Meinung, jedoch keine jahrelangen Ausbildungen mehr notwendig, um Methoden der geistigen Heilung erfolgreich anzuwenden. In der Zeit des neuen Bewusstseins kann und darf alles etwas schneller und einfacher geschehen.

Sie erfahren in diesem Buch, wie Sie die sieben größten Heilcodes entschlüsseln und sie zusammen mit den wirkungsvollsten Methoden der Heilung auf geistigem Weg nutzbringend in Ihrem Leben einsetzen können. Mit diesen Heil- und Bewusstseinsmethoden arbeiten Menschen in der ganzen Welt sehr erfolgreich. Auch Sie haben die Möglichkeit, auf diesem Weg Ihr Leben von Grund auf zu verändern.

Unserer Gesundheit liegt die Energie zugrunde, die uns antreibt. Mit dieser Energie lernen wir in den folgenden Kapiteln, bewusst umzugehen, um sie dann zum Wohle für uns und unseren Nächsten einzusetzen.

Bevor es losgeht, möchten wir noch darauf hinweisen, dass wir keiner Religion, Kirche oder Konfession angehören, auch keinem Verband und keiner Vereinigung. Wir genießen es, frei und unabhängig zu sein und zu arbeiten.

Wir haben das Buch bewusst nicht in die Länge gezogen, um das Wesentliche in den Vordergrund zu stellen.

Und nun wünschen wir Ihnen mit unserem Buch viel Freude.

Monika Walbert & Thomas Lang

Teil 1

Grundlagen

Quantenphysik entmystifiziert Geistheilung

„Wer sich selbst nicht auf die rechte Art liebt, kann auch andere nicht lieben. Denn die rechte Liebe zu sich ist auch das natürliche Gutsein zu anderen. Selbstliebe ist also nicht Ichsucht, sondern Gutsein."

Robert Musil, Schriftsteller und Theaterkritiker (1880-1942)

In unserer Zeit, in der uns über die Massenmedien Geschehen aus den entferntesten Ländern in kürzester Zeit erreichen und die Menschen stets neue technische Fortschritte bewundern können, wissen nur wenige, dass im Jahr 1895 ein faszinierendes Phänomen entdeckt wurde, das große Verwunderung auslöste. Gemeint ist das Quantenmysterium. Es besagt, dass Materie, wie wir sie sehen, nicht existiert. Leider ist vieles, damals und auch heute noch, nur in Fachzeitungen und Fachbüchern publiziert worden und nie an die breite Öffentlichkeit gelangt. Die Rede ist von der Geburtsstunde der von Prof. Max Planck (1858-1947) begründeten Quantenphysik. Direkt hat sie zwar nichts zu tun mit den Heilmethoden, von denen wir in diesem Buch schreiben, aber die *Erkenntnisse* der Quantenphysik – speziell das Thema: Was hält die Welt in ihrem Innersten zusammen? – machen es uns leichter, geistiges Heilen beziehungsweise Heilung durch Bewusstsein (Quantenheilung) besser zu beschreiben. Denn die subtile Energie, die nach der Darstellung der Quantenphysik alles ausmacht, kann von uns jederzeit beeinflusst werden. Somit ist Geistheilung immer und überall möglich.

Auf der Suche nach dem kleinsten Teil der Materie haben die Physiker in ihren Forschungen festgestellt, dass das Atom zu 99,999999999 Prozent aus leerem Raum besteht. Diese Leere, die da im Atom ist, ist aber gar nicht so leer. Anfangs dachte man, es sei nur ein Raum aus Vakuum, aber er ist, entgegen allen Untersuchungen, die man bisher machte, ein Raum aus reiner Energie, also voller Kräfte, die mit unseren Augen nur nicht sichtbar sind. Genauer gesagt ist nur ein kleiner Teil der Energien um uns herum sichtbar, gerade mal ca. 5 Prozent des gesamten Energiespektrums. Der Rest, also ca. 95 Prozent der subtilen Energie ist nicht sichtbar. Das heißt also: Für die meisten Menschen ist das Wesentliche um uns herum nicht sichtbar.

Nachdem man diese „übriggebliebene Materie" weiter erforscht hat, entdeckte man noch kleinere Teilchen: die „Quarks" und „Quanten". Die Quanten – kleinste Materieteilchen – haben sich allerdings nicht so verhalten, wie die Wissenschaftler es anfangs vermuteten: nämlich nach den Gesetzen von Raum und Zeit. Da wurde man natürlich nachdenklich. Man vermutete eine Art höhere Intelligenz in den Quanten, und es stellte sich die Frage: Was ist das für eine Intelligenz und wer hat sie den Quanten gegeben?

Es wird noch interessanter. Diese Quanten haben sich einmal wie Partikel (Materie) und das andere Mal wie Energiewellen (nicht sichtbare Energie) dargestellt, je nachdem, wie die Wissenschaftler sie betrachteten. Als würden die Quanten also wissen, was wir sehen wollen. Reicht das schon fürs Quantenmysterium?

Was bedeutet das für unser Thema „Heilung durch den Geist"? Wir sind in der Lage, durch unser Bewusstsein die Realität – also Materie, wie wir sie sehen – zu verändern beziehungsweise zu beeinflussen. Das heißt, wir können durch unser Bewusstsein Quantenenergie in Bewegung setzen oder sie blockieren, was auch das bekannteste Experiment der Teilchen-Forschung aussagt: Das Doppelspaltexperiment (es wurde 2002 zum schönsten physikalischen Experiment gewählt). Wenn es dabei um uns geht, sprechen wir im einen Fall von Gesundheit (fließende Energie), im anderen von Krankheit (blockierte Energie). Geht es zum Beispiel um Experimente, so müssen wir uns darüber klar sein, dass diese schon durch unsere Erwartungshaltung beeinflusst werden. Es gibt also weltweit kein einziges Experiment, das nicht durch unsere Erwartungshaltung beeinflusst wird. Die Experimente der Quantenphysik führten zu der Annahme, dass die Quanten auf unser Bewusstsein reagieren. Das heißt im Umkehrschluss, dass *alles* in der Welt auf unser Bewusstsein reagiert, einschließlich unseres eigenen Körpers, schließlich besteht ja alles, auch unser Körper, aus Quanten.

Aufgrund der Erkenntnisse aus diesen Experimenten sind heute viele zu dem Schluss gelangt, dass unser Bewusstsein Realität erschafft. Dass alles Energie ist und somit alles schwingt, sagen uns jedoch schon die alten hermetischen Prinzipien, von denen in diesem Buch noch die Rede sein wird.

So ist Heilung auf geistigem Weg ein wenig beschreibbar. Es bedeutet nämlich nichts anderes, als sich auf die geistige Ebene zu begeben, um dort ein Ungleichgewicht, also die Energieblockade, zu transformieren (Transformation = Neupolung). Und wenn wir das tun, dann muss auch der Körper, der ja ebenfalls Ausdruck dieser geistigen Energie ist, nachziehen und gesund werden. Alles, was fest – sichtbare Materie – ist, ist letztlich ein Ausdruck geistiger Vorgänge. Diese sind jenseits von Raum und Zeit, und das heißt auch, dass alles eins ist, dass alles miteinander verbunden war und immer noch ist.

Mit dem Phänomen, das alles miteinander verbunden ist, hat wahrscheinlich der eine oder andere von Ihnen schon einmal auf irgendeine Art und Weise Bekanntschaft gemacht. Sie denken zum Beispiel an einen bestimmten Menschen, und im selben Moment, also zeitgleich, hat dieser Mensch den gleichen Gedanken und denkt an Sie.

Dass alles energetisch miteinander verbunden ist, hat übrigens die NASA über einen Satelliten mit einer speziellen Kamera nachgewiesen. Diese Kamera machte Fotos, die zeigten, dass das komplette Universum miteinander verbunden ist, sichtbar durch rote Energiebahnen zwischen Planeten und Sternen (Wissenschaftler Gregg Braden: Im Einklang mit der göttlichen Matrix, DVD).

Wenn also alles miteinander verbunden ist, dann lässt sich dadurch die sogenannte Fernheilung erklären sowie die Tatsache, dass jeder Gedanke und jedes Wort – die nichts anderes sind als reine Energie (die heute auch gemessen werden kann) – eine bestimmte Auswirkung auf unser Energiefeld und damit auf unser Wohlbefinden und natürlich auch auf das unserer Mitmenschen haben.

Somit besagt das neue Denken, dass alles, einschließlich uns Menschen, aus Quanten besteht beziehungsweise dass alles, was wir bislang für physisch hielten, eben nicht physisch ist – alles ist demnach immaterielle Energie, und alles strahlt auch Energie aus.

So ergibt es Sinn, sich die Gesetze der Energie näher zu betrachten. Subtile Energie kann nicht gelöscht werden, ebenso kann sie nicht erzeugt werden. Sie war also immer schon da. Energie kann nur verändert werden, von einem blockierten in einen fließenden Zustand und umgekehrt.

Es stellt sich natürlich die Frage: Was verändert denn nun wirklich unsere Realität? Ist es tatsächlich unser Bewusstsein? Es sind unsere *Gefühle,* die wir durch unser Bewusstsein erschaffen und dann aussenden. Das heißt, dass sich durch ein verändertes Bewusstsein auch unsere Gefühle und in Folge unsere Realität verändern.

„Alle Materie entsteht und besteht nur durch eine Kraft ... so müssen wir hinter dieser Kraft einen bewussten intelligenten Geist annehmen. Dieser Geist ist der Urgrund aller Materie. "

Max Planck, Wissenschaftler, Nobelpreisträger und Begründer der Quantenphysik. (1858-1947)

Lebensgesetze

„Ist der Läuterungszweck einer Krankheit erreicht, so geht die Krankheit zu Ende, wenn nicht der Glaube des Kranken entgegenwirkt, dass er sein Leiden von Gott verhängt bekommen habe und tragen müsse, solange er lebe. Gott hat aber auch in die Natur seine Gesetze gelegt, die nicht ungestraft übertreten werden können, und so sind die Krankheiten weder Bestimmung, Schicksal noch Strafen Gottes, sondern natürliche Folgen der Übertretung natürlicher Gesetze. "

Jakob Lorber, Autor christlicher Schriften (1800-1864)
Auszug aus: Das große Evangelium Johannes, Bd. 9, Kap. 158

Mal ganz ehrlich: Ohne Leid wäre alles viel besser. Oder ergibt Leid vielleicht doch irgendwie Sinn? Ja, denn es ist immer ein Hinweis darauf, dass bestimmte geistige

Gesetzmäßigkeiten und Prinzipien übertreten oder ignoriert wurden. Die wenigsten Menschen gelangen ohne die Erfahrung von Leid und Not auf eine andere, höhere Bewusstseinsstufe. An schwierigen Umständen verändern die meisten erst dann etwas, wenn die Not und das Leid so groß sind, dass sie es nicht mehr aushalten können. Dann ist für sie der Zeitpunkt gekommen, ihr Leben endlich zu verändern und eine Richtungskorrektur vorzunehmen. Das Leid ist so lange nötig, bis wir erkennen, dass wir gewisse höhere Gesetze einhalten müssen.

Wer seinen Körper nicht als besten Signalgeber für seine Lebensführung versteht, der wird weiter nur Symptome bekämpfen und womöglich weiterhin mit Not und Leid zu tun haben. Wer Leid und Schmerzen als Strafe im Leben betrachtet, sieht die Krankheit nicht als etwas, das durch ihn selbst in sein Leben gezogen wurde.

Die meisten Menschen betrachten das Leben als einen Kampf. Das stimmt in gewisser Weise. Wir führen Tag für Tag einen Kampf: nämlich den Kampf, das Gute zu erringen. Andererseits ist das Leben ein Spiel, das nur mit einem negativen Gedanken endet. Es ist ein Spiel, das ohne Kenntnisse bestimmter Regeln nicht erfolgreich gespielt werden kann. Wenn wir Menschen die Spielregeln des Lebens kennen und befolgen, erfahren wir Gesundheit, Zufriedenheit, Freude und Glück. Lassen wir jedoch gewisse Prinzipien und Gesetze außer Acht, erfasst uns das Übel beispielsweise in Form von Krankheit, Leid, Not, Unglück und so weiter. Doch dem Leid und der Krankheit gehen immer negative Gedanken voraus. Sie sind die *wahre* Ursache allen Übels. Wir Menschen handeln nach unserem Willen. Wie der Wille, so der

Gedanke, und der Gedanke bewegt uns letztlich zur Tat. Achten Sie also auf ihre Gedanken!

Wir müssen uns nicht nur den materiellen Prinzipien des Lebens anpassen, sondern auch die geistigen Prinzipien respektieren und befolgen, um nicht aus der Ordnung und Harmonie zu fallen. Nichts im Kosmos geschieht grundlos und umsonst. Jede Ursache hat ihre Wirkung, jede Wirkung ihre Ursache. Jede Belastung, wie beispielsweise eine Krankheit, und jede von uns empfundene Not möchte uns auf etwas aufmerksam machen, uns etwas mitteilen. Wer Gesundheit und Erfolg im Leben anstrebt, sollte diese Prinzipien beachten.

Zu den wichtigsten Prinzipien gehören die hermetischen Prinzipien. Sie wurden erstmals in Ägypten auf der sogenannten Tabula Smaragdina beschrieben, die von der modernen Forschung mit Entstehungsdatum um 2.650 v. Chr. datiert wird. Wiederveröffentlicht wurde es in dem Buch *Kybalion,* das 1908 in Chicago erschien. Als Verfasser der Tabula Smaragdina wird der ägyptische Weise *Hermes Trismegistos* genannt, eine Verschmelzung des griechischen Gottes Hermes mit dem ägyptischen Gott Thot. Viele bedeutende Menschen, Gelehrte, Weise und Heiler wie zum Beispiel Buddha, Zoroaster, Sokrates, Laotse, Konfuzius, Jesus (über die Gleichnisse und die Bergpredigt) und auch Machthaber auf unserer Erde, die sich mit den Lebensprinzipien beschäftigten, haben aus diesen Quellen geschöpft.

Grundlage des *Kybalion* bilden die sieben Prinzipien der Hermetik, die zusammen mit den HUNA-Prinzipien auch die Grundregeln der Geistheilung bilden. Wer etwas für sein Glück tun sowie sein Bewusstsein erhöhen will, darf diese Prinzipien nicht missachten. Letztlich zeugen sie von der Gegenwart des Schöpfers.

Hermetische Prinzipien

1. Das Prinzip der Geistigkeit

„Das All ist Geist; das Universum ist geistig."

Alles Materielle ist vom Geist geschaffen. Das bedeutet, dass die Quelle und alles, was daraus entspringt, Geist ist, ein unendlicher Schöpfergeist, der auch in uns ist. Wir sind demnach unser eigener Schöpfer und mit der Quelle allen Seins verbunden. Wir können diesen Schöpfergeist durch uns erfahren, durch das „Ich bin", das der Mittelpunkt des menschlichen Seins ist. Heilung geschieht durch den Geist, weil sie auch über den Geist entsteht. Veränderung am und im Körper und genauso auch außerhalb von uns ist immer bedingt durch unseren Geist.

2. Das Prinzip der Entsprechung

„Wie oben, so unten; wie unten, so oben; wie im Großen, so im Kleinen."

Und natürlich auch: Wie innen, so außen; wie außen, so innen. Das heißt, wenn der Mensch sich mit den tieferen Ebenen, den weltlichen Ebenen des Lebens, beschäftigt, wird er auch die höheren Ebenen verstehen. So wie er in seinem Inneren ist, erlebt er seine Außenwelt. Was wir im Außen erleben, ist immer ein Spiegelbild dessen, was wir innerlich denken und fühlen. Das, was Sie auf- und annehmen, das haben Sie.

3. Das Prinzip der Schwingung

„Nichts ist in Ruhe, alles bewegt sich, alles ist in Schwingung. Nichts bleibt stehen."

Alles Sichtbare und Unsichtbare besteht, physikalisch erklärt, aus schwingender Energie. Somit kann der Mensch durch verschiedenartige Schwingungsfrequenzen positiv wie negativ beeinflusst werden. Geistheiler haben die Aufgabe, die charakteristische Schwingungsfrequenz, die jeder für seine Gesundheit braucht, zu aktivieren. Diese heilende und harmonisierende Schwingung kann durch andere Schwingungen des Umfeldes negativ oder positiv beeinflusst werden. Unterliegt die Schwingung eines Menschen längere Zeit negativen Einflüssen beziehungsweise Schwingungen, ist meist eine Belastung oder Krankheit die Folge. In unzähligen Beispielen wurde gezeigt, dass Geistheilung die Schwingungsfrequenz eines belasteten oder kranken Menschen korrigieren kann, indem sie mit einer konstruktiven Energie seine destruktive Energie transformiert.

4. Das Prinzip der Polarität

„Alles ist zweifach, alles hat zwei Pole, alles hat sein Paar von Gegensätzlichkeiten; gleich und ungleich ist dasselbe. Gegensätze sind identisch in der Natur, nur verschieden im Grad. Alles ist Dualität. Extreme berühren sich. Alle Wahrheiten sind nur halbe Wahrheiten. Alle Widersprüche können miteinander in Einklang gebracht werden."

Das heißt, alles ist dual und unterscheidet sich auch hier wieder nur durch die Frequenz (Information) der Schwingung. Geist und Materie sind zwei Pole derselben Sache. Sie unterscheiden sich nur in ihrer Schwingungsfrequenz. Demzufolge sind Geist und Materie austauschbar. Durch den Akt der Geistheilung können Zustände umgedreht werden – Hass in Liebe,

Disharmonie in Harmonie, Unordnung in Ordnung und so weiter.

5. Das Prinzip des Rhythmus

„Alles fließt ein und aus (hinein und wieder heraus). Alles hat seine Gezeiten, alle Dinge steigen und fallen. Das Schwingen des Pendels zeigt sich in allem; das Maß des Schwunges nach rechts ist das Maß des Schwunges nach links; Rhythmus wirkt ausgleichend."

Das bedeutet, dass der spirituelle Heiler durch einen harmonisierenden Rhythmus den disharmonischen Rhythmus des Klienten ausgleichen kann, um ihn so wieder mit der „Melodie der Schöpfung" in Einklang zu bringen. Er richtet sozusagen seine Aufmerksamkeit auf den natürlichen Fluss aller Dinge.

6. Das Prinzip von Ursache und Wirkung

„Jede Ursache hat ihre Wirkung, jede Wirkung ihre Ursache. Alles geschieht gesetzesmäßig, Zufall und Glück sind nur Bezeichnungen für ein noch nicht erkanntes Gesetz. Die Ursache kann auf vielen Ebenen sein, aber dennoch entgeht nichts der Gesetzmäßigkeit."

Das sechste Prinzip besagt, dass es keine Zufälle gibt. Jede Krankheit und jede Art der Unordnung und Disharmonie – Leid und Not – in unserem Leben entstehen demnach aus einer Reihe von vorausgegangenen Ereignissen, bei denen wir bewusst oder unbewusst beteiligt waren, wenn nicht in diesem Leben, dann in einem der vorausgegangenen. Alles, was von uns ausgeht, positiv wie negativ, wird auch wieder zu uns zurückkommen.

Die Bedeutung dieses Prinzips für das Thema Gesundheit beziehungsweise Krankheit liegt in der Tatsache, dass nichts durch Zufall geschehen kann, auch wenn der belastete Mensch sich seiner Mitwirkung nicht mehr bewusst ist, weil der Zeitpunkt seiner Handlung lange zurückliegt. Alles, was der Mensch sät, wird er ernten! Gute und schlechte Folgen sind die unmittelbaren Auswirkungen guter und böser Taten. Solange der Mensch sich als Opfer sieht und denkt, das Leid komme von außen, wird das Außen – zum Beispiel andere Menschen – die Macht haben, ihn zu manipulieren und zu beeinflussen, und es wird schwer sein, Gesundheit zu erlangen. Alle Belastungen haben wir bewusst oder unbewusst angezogen nach dem Prinzip von Ursache und Wirkung. Man nennt dieses Prinzip auch das „Gesetz der Eigenverantwortung".

7. Das Prinzip des Geschlechts

„Geschlecht ist in allem, alles hat männliche und weibliche Prinzipien, Geschlecht offenbart sich auf allen Ebenen. "

Als menschliche Wesen tragen wir in uns sowohl den männlichen als auch den weiblichen Aspekt. Keine Schöpfung ist ohne dieses Prinzip möglich. Durch Geistheilung haben wir die Möglichkeit, die männlichen und weiblichen Energieanteile in Harmonie, also in eine gewisse Ausgeglichenheit zu bringen.

Huna-Prinzipien

Huna bedeutet so viel wie „Geheimnis" oder „verborgenes Wissen" und steht für eine traditionelle polynesische Lebensphilosophie, Spiritualität und Psychologie. Die sieben Grundprinzipien des hawaiianischen Schamanismus finden in vielen Bereichen unseres Lebens auch heute noch Anwendung. Das Wort „KA" bedeutet Hüter. Ein KA-HUNA wird als Hüter des Geheimnisses der Huna-Prinzipien bezeichnet. Diese Lebensphilosophie stützt sich im Wesentlichen wieder auf sieben Prinzipien:

IKE

Die Welt ist, wofür du sie hältst. So, wie du denkst, so ist sie.

Es gibt keine für alle Menschen gültige Wahrheit. Was wir glauben, wird wahr. Und das bezieht sich auf alles in unserem Leben. Wenn wir fest und immer wieder an etwas glauben, dann erschaffen wir das Potenzial, es in unserem Leben zu manifestieren. Seien Sie sich bewusst, was Sie *wirklich* glauben. Überzeugen Sie sich selbst von der Wahrheit.

KALA

Es gibt keine Grenzen/Begrenzungen.

Alles ist miteinander verbunden. Nur der Raum zwischen uns Menschen vermittelt uns die Illusion, dass wir voneinander getrennt sind. Alles, was wir tun, hat Auswirkung auf den Rest der Welt.

MAKIA

Energie folgt der Aufmerksamkeit (Gesetz der Anziehung).

Richten Sie den Fokus auf das in Ihrem Leben, was Sie möchten, und die Energie dafür wird folgen. Würden wir immer nur das Gute bejahen und es auch anderen wünschen, dann würden wir die beste Voraussetzung schaffen für ein friedvolles, gesundes und harmonisches Miteinander.

MANAWA

Jetzt ist der Augenblick der Macht.

Der gegenwärtige Moment ist der einzige, den wir haben, um zu wirken. Seien Sie im Hier und Jetzt, denn da ist die ganze Kraft, die Sie brauchen, um Ihr Leben zu gestalten. Das Denken an die Vergangenheit und das Grübeln über die Zukunft ziehen uns nur unnötig Energie ab, die wir eigentlich benötigen, um im Jetzt unsere Realität zu erschaffen.

ALOHA

Lieben heißt: Glücklich sein mit guten Dingen. Liebe ist die Quelle der Macht.

Lieben Sie alles, was Sie in ihrem Leben vorfinden. So wird sich das Negative transformieren lassen. Lieben Sie sich selbst, denn erst dann sind Sie fähig, auch andere zu lieben. Alles Leben auf Erden zu lieben heißt, mit Gott in Liebe und Einklang zu sein. Liebe ist das größte und stärkste Allheilmittel. Liebe heilt und transformiert absolut alles.

MANA

Alle Macht kommt aus dem Inneren.

Sie haben die Kraft, Schöpfer der von Ihnen gewünschten Realität zu werden. Auch Heilung geschieht immer aus uns selbst heraus. Unsere Körperzellen haben so viel Energie – könnte man diese Energie umwandeln, so könnte man damit eine ganze Stadt mit Strom versorgen. Vertrauen Sie Ihrer Intuition.

PONO

Wirksamkeit ist das Maß der Wahrheit.

Wahr ist, was wirkt beziehungsweise funktioniert, egal ob es sein darf oder nicht. Wer heilt, hat recht, egal wie und durch was es funktioniert.

Heilcodes

„In ihren Gebeten erbitten sich die Menschen Gesundheit von den Göttern. Dass sie die Macht dazu in sich selber tragen, wissen sie nicht."

Demokrit, griechischer Naturphilosoph (ca. 460-370 v. Chr.)

Die Macht und Kraft, die in uns stecken, wurde im Laufe der Zeit durch unser Denken und die immer stärkere Ausrichtung auf das Materielle in unserem Leben von den meisten Menschen vergessen oder nicht beachtet. Viele wissen nicht, welch wundersame heilsame Quellen in jedem von uns schlummern und nur darauf warten, geweckt zu werden. Wir Menschen sind vor unserem Schöpfer alle gleich, und so erhielt jeder die Fähigkeit, sich über die in ihm liegenden Heilquellen selbst zu heilen.

Heilung auf geistigem Weg funktioniert nach unserem Wissen am besten, wenn wir mit dem Schöpferbewusstsein (Gottesbewusstsein) verbunden sind. Eine russische Ärztin, die seit vielen Jahren mit russischen Bewusstseinstechnologien arbeitet, sagte uns, die einzige Bedingung für eine erfolgreiche Heilarbeit sei, an einen Schöpfer zu glauben. Diese Einstellung ist für viele der ganz großen russischen Wissenschaftler und Forscher, die ebenfalls mit diesen Technologien arbeiten, selbstverständlich und Voraussetzung für das, was sie an Heilarbeit verrichten. Jeder Einzelne hat allerdings die Pflicht, sich von der Wahrheit persönlich zu überzeugen, denn die macht uns frei. Das bedeutet im Fall der Geistheilung, am eigenen Körper wahrzunehmen, wie und was uns hilft und heilt.

Gutes Denken, gutes Sprechen und gutes Tun und alles wäre gesagt, wenn da nicht die Macht der Gewohnheit wäre, sich immer wieder mit der Negativität zu beschäftigen – damit meinen wir zum Beispiel schlechte Nachrichten, ungute Gespräche etc. Und, zugegeben, die Macht der Gewohnheit kann sehr hartnäckig sein.

Bei vielen alten Völkern war der Ausbruch von Krankheit immer ein Zeichen dafür, dass der Betroffene zu wenig um das Göttliche, die Liebe, gerungen hatte beziehungsweise zu viel vom Unguten, der Negativität, aufgenommen hatte. Heute, in unserer zivilisierten Welt, sehen wir Disharmonie und Unordnung als Belastung oder als Krankheit an. Es gibt jedoch nur eine Krankheit, nämlich die, sich von der Schöpferquelle, der Quelle der Liebe, und deren aufbauender Kraft abzuwenden oder sich geistig davon zu entfernen. Das spiegelt sich auch im Leid, das unsere Menschheitsgeschichte durchzieht.

Ein wichtiger Schritt hin zur Gesundheit ist unter anderem, einen Kurswechsel vom Werten (Abwerten, Bewerten) und Urteilen (Verurteilen, Beurteilen) hin zur Akzeptanz und vom Gefühl der Getrenntheit und Isoliertheit hin zum Mitgefühl zu vollziehen. Wenn wir beeinflusst oder manipuliert werden, wenn jemand gar Druck ausübt oder ungebetene Ratschläge erteilt, kann sich das negativ auf unsere Gesundheit auswirken. Vollziehen wir hier hingegen einen Wandel, so können wir den meisten Krankheiten den Nährboden nehmen.

Über tausende von Jahren suchten die Menschen nach einem Universalheilmittel, das alle Leiden heilt. Heute ist man der Meinung, dass es ein solches Mittel nicht geben könne. Und doch ist dieses „Mittel" immer da gewesen:

Es sind nämlich unsere *inneren* Heilquellen oder anders ausgedrückt unser „innerer Arzt".

Hier nun eine Aufstellung der größten Heilquellen. Sie sind in jedem von uns vorhanden und standen uns immer schon zur Verfügung. Diese Heilquellen bezeichnen wir auch als Heilcodes. Im späteren Verlauf des Buches werden wir sie noch ausführlicher beschreiben.

1. Das **reine Bewusstsein** (auch universelles oder Schöpferbewusstsein genannt) – Transformation geschieht dadurch, dass wir uns mit dem Schöpferbewusstsein verbinden.

2. Die Kraft des **Mitgefühls** und der **Liebe** – Transformation geschieht durch mitfühlen und lieben.

3. Die **Vis vitalis (Lebenskraft)** – Transformation geschieht dadurch, dass wir bewusst Lebenskraft aufnehmen.

4. Die Herzenergie – Transformation geschieht dadurch, dass wir bewusst die Energie des Herzens einsetzen.

5. Die Kraft von **Dankbarkeit** und **Vergebung** – Transformation geschieht durch Dankbarkeit und Vergebung.

6. Die **spirituellen Gesetze und Prinzipien** – Transformation geschieht durch Einhaltung der spirituellen Gesetze und Prinzipien.

7. Das **Vertrauen und der Glaube an das Gute** –
Transformation geschieht dadurch, dass wir der
Schöpfung vertrauen und an das Gute glauben.

Transformation bedeutet Neupolung: einen Zustand von
etwas „Niederem" in etwas „Höheres" umzuwandeln,
Ungutes in Gutes zu verwandeln.

Wenn wir diese Heilcodes aktivieren und richtig
anwenden, verbinden wir uns mit der Energie der
Ordnung und Harmonie, und wir setzen die Schöpferkraft
für uns und andere ein. Beachten Sie dabei bitte: Heilung
ist ein fortdauernder Prozess und geht immer einher mit
Bewusstwerdung oder Bewusstseinsveränderung in uns
selbst, unseren Mitmenschen und dem Leben gegenüber.

Teil 2

Geistheilung -
ein Wunder, das keines ist

Unterschiede zur Schulmedizin

„Die Erde braucht nicht noch mehr Erfolgsmenschen. Die Erde braucht ganz dringend mehr Friedensmacher, Heiler, Wiederaufbauer, Geschichtenerzähler und LIEBE aller Art."

Der 14. Dalai Lama (geboren 1935)

Geistiges Heilen in der jetzigen Form gibt es in Europa seit langer Zeit. Da dessen Ausübung in Deutschland 1941 vom damaligen Regime verboten wurde, war es unmöglich, offiziell Geistheilung zu praktizieren. 2004 wurde das Verbot vom Bundesverfassungsgericht aufgehoben und die Ausübung von Geistheilung in Deutschland wieder gestattet, da man festgestellt hatte, dass Geistheilung in keinster Weise etwas mit der Schulmedizin zu tun hat.

Obwohl der Ausübung des geistigen Heilens heute in Deutschland gesetzlich nichts entgegensteht, ist in diesem Bereich noch viel Aufklärungsarbeit erforderlich. Belächelt, nicht ernst genommen oder bekämpft – so lässt sich die Einstellung vieler Menschen gegenüber der Geistheilung beschreiben.

Geistiges Heilen – man spricht auch von spirituellem Heilen – ist die Kunst, das Gleichgewicht zwischen dem Geistigen und dem Körperlichen wiederherzustellen. Jede Erkrankung entsteht im Geist. Also setzt auch im Geist der Heilungsprozess an. Diese Art der Harmonisierung steht nicht im Widerspruch zu herkömmlichen Methoden. Viele sprechen im Zusammenhang mit Geistheilung von „Wunderheilung". Allerdings ist eine Heilung, die aufgrund von Geistheilung eingetreten ist, für viele nur deshalb ein Wunder, weil sie sich nichts darunter vorstellen und schon gar nicht erklären können, wie so etwas überhaupt möglich ist. Doch seitdem uns die Quantenphysik lehrt, dass alles Energie oder verdichtete Geistesenergie ist, können wir es besser verstehen. Es gibt demnach vieles auf Erden, was nicht erklärt werden, aber nichts, was nicht geschehen kann. Wichtige Erkenntnisse aus der Quantenphysik, die jetzt immer mehr in die Öffentlichkeit rücken, haben großteils mit dazu beigetragen, geistiges Heilen zu entmystifizieren, so dass es von vielen wieder als eine ernstzunehmende Heilmethode wahrgenommen wird. Ganz gleich, wie sich Heilung auf geistigem Weg erklären lässt – alternative Heilmethoden widerlegen ja nicht die Schulmedizin, sondern sind eher ein Hinweis darauf, dass es andere und ergänzende Methoden gibt, denen in Zukunft mehr Beachtung geschenkt werden sollte.

Geistheilung ist kein Wunder, vielmehr folgt sie einem Naturgesetz. In den verschiedensten Kulturen und über Jahrtausende wurde sie beispielsweise durch Handauflegen ausgeübt. In der Antike war man ohnehin der Überzeugung, dass Heilung nicht allein von der physischen Ebene her angegangen werden kann.

Der Heiler heilt nicht mit seiner eigenen Energie, vielmehr stellt er dem Kranken etwas von einer anderen Ebene zur Verfügung und leitet das durch seinen Energiekörper an den Klienten weiter – der allerdings bereit sein muss, diese Hilfe anzunehmen. Durch Geistheilung können wir Veränderungen im energetischen Bereich bewirken und das Immunsystem positiv beeinflussen. Auch die Zuwendung und Aufmerksamkeit, die ein Geistheiler dem Hilfesuchenden während einer

Heilsitzung gibt, ist für diesen meist sehr beruhigend und entspannend, was sich wiederum positiv auf dessen Selbstheilungskräfte auswirkt. In diesem Zustand ist es für den Heiler wesentlich leichter, ausgleichend und harmonisierend zu wirken. Sinnvollerweise wendet er seinen Blick von der Negativität, also der Krankheit des Klienten ab und richtet ihn ganz auf dessen Gesundung, immer in dem Wissen, dass der Aufmerksamkeit Energie folgt.

Hier eine sehr interessante Aussage des 1848 geborenen amerikanischen Gynäkologen und Psychologen Sheldon Leavitt, der neben Werken über geistiges Heilen eines der ersten Handbücher der Psychotherapie veröffentlichte und seine Feststellungen und Erfahrungen in seinem Buch *Wege zur Höhe* wie folgt zusammenfasste: „Jede physische Krankheit hat eine geistige Komponente. Wenn ein Leiden nur von außen behandelt wird, kann es sein, dass zwar die physische Komponente, das äußere Krankheitsbild, verschwindet, die geistige Komponente, die Wurzel des Leidens, aber bestehen bleibt. Von daher erklärt sich das Versagen so vieler Heilmittel. Weiser handelt, wer die geistige Komponente zu beseitigen sucht, die tieferen seelischen Ursachen, etwa vorhandene Depressionen, verletzten Stolz, Trauer um Verlust, Furchtgefühle, Gefühle des Zurückgesetztseins, der Einsamkeit oder sonstige negative Gedanken und Gefühle ...“

Einer der wichtigen Unterschiede zur klassischen Schulmedizin ist, dass beim geistigen Heilen das energetische Umfeld des Menschen mit einbezogen und berücksichtigt wird. Diese sanfte und subtile Methode verbucht oft da noch Erfolge, wo andere Methoden sich schwertun. Geistheilung ist ohne aufwendige Apparaturen, Hilfsmittel – auch Symbole etc. – und Rituale möglich. Der Kranke braucht nicht einmal an geistiges Heilen zu glauben. Allerdings erleichtert es den Heilungsprozess, wenn aufseiten des Kranken Vertrauen zum Heiler und Hoffnung auf Heilung vorhanden sind. Heilung auf geistigem Weg ist eine alternative Heilkunst und zugleich eine grenzüberschreitende Möglichkeit in nicht sichtbare, aber sehr reale Bereiche. Doch obgleich die Geistheilung einen ganz anderen Bereich als die Schulmedizin abdeckt, so benötigen sie doch einander. Ärzte, Geistheiler und andere Menschen, die heilberuflich tätig sind, müssen sich immer darüber im Klaren sein, dass eine Krankheit stets ein Ausdruck von Negativität ist und deshalb klar getrennt vom Menschen gesehen werden muss. Wer einem Menschen zum Heil verhelfen will, sollte ihn nicht als kranke Person, sondern als ein vollkommenes Wesen einer genialen Schöpfung betrachten. Solange wir jedoch in der alten Gewohnheit verharren und den Menschen als krank bezeichnen, gehört die Krankheit zum Menschen, und das kann sie sogar noch verstärken. Durch dieses Denken wird es dem Kranken in der Regel schwerer gemacht, seine Gesundheit zu erlangen. Bringen Sie den Menschen also nie mit einer Krankheit in Verbindung („Du hast ja ...", „Du bist an ... erkrankt" usw.). So helfen Sie Ihren Mitmenschen und sich selbst, Schritt für Schritt in ein neues, heilbringendes Bewusstsein zu gelangen. Die Gesundheit ist immer da, denn sie ist ein natürlicher Zustand, nur kann sie durch falsches Denken und die daraus entstandenen Energieblockaden gestört werden.

Geistiges Heilen ist von jedem Menschen, der offen dafür ist, erlernbar. Es ist keinesfalls so, dass nur Auserwählte oder befähigte Menschen geistiges Heilen beherrschen. Natürlich macht auch hier das ständige *Üben* den Meister, wie bei jeder anderen Tätigkeit auch. Jeder hier auf Erden ist ein Lernender. Wenn wir uns in der Not, beispielsweise wenn wir krank sind, einmal die Frage stellen, warum uns dies gerade jetzt passiert, kann so manche wichtige Einsicht, die wir bekommen, hilfreich sein und Schlimmeres verhindern. Als Lernende sind wir jedoch immer auch Unwissende, und solange wir nicht wissen, was richtig oder falsch ist, brauchen wir wissende und erfahrene Menschen, die uns den Weg zum Heilsein aufzeigen.

Wenn Gesundheit auf körperlicher Ebene stattfindet, macht das nur ca. fünf Prozent der gesamten Heilung aus, der Rest geschieht auf geistiger Ebene, was unser wahres Sein in Wahrheit ausmacht. Es gibt mittlerweile weltweit eine Fülle wissenschaftlicher Untersuchungen, die beweisen, dass die geistige Heilkraft nicht nur eine reale und mächtige Kraft ist, sondern auch eine Intelligenz von weitaus höherem Niveau als die unseres eigenen Bewusstseins. Dr. Bruce Lipton erläutert beispielsweise, warum Handauflegen wissenschaftlich gesehen funktioniert (DVD: *Intelligente Zellen*, für diese und weitere im Text genannte Buch- und Filmempfehlungen finden sich nähere Angaben am Ende dieses Buches). Als Zellbiologe lehrte er an der medizinischen Fakultät der Universität von Wisconsin und arbeitete als Forscher an der medizinischen Fakultät der Stanford Universität.

Geistiges Heilen öffentlich gemacht

„Du bist ein Kind Gottes. ... Dich klein zu machen, damit sich die anderen um dich herum nicht unsicher fühlen, hat nichts mit

Erleuchtung zu tun. ... Wir sind geboren, um die Größe Gottes, der in uns lebt, zu verwirklichen. "

Marianne Williamson, Lehrerin und Autorin spiritueller Themen
(geboren 1952)

Was in der über sechzigjährigen Geschichte moderner englischer Heiler über Geistheilung aufgezeichnet und ärztlich dokumentiert wurde, zeigt ganz deutlich: *Es gibt keine unheilbaren Krankheiten.*

Schon in alten Kulturen war bekannt, dass jede geistige Heilung, wie das Wort schon verrät, vom Geist ausgeht und sich zuerst im Geist und dann im Körper auswirkt. Viele Menschen glauben immer noch, dass irgendwelche materiellen Dinge uns Heilung ermöglichen. Wenn wir Honig noch nie gekostet haben, wissen wir nicht, wie süß er ist. Und solange wir uns vor dem heilenden Potenzial des allumfassenden Geistes verschließen, wissen wir nicht, welch wunderbare Kraft in ihm steckt und was er zu bewirken imstande ist. Über die Medien und über universitäre Forschungen dringen immer mehr Kenntnisse an die Öffentlichkeit, und es werden zunehmend Beweise für die Wirksamkeit der geistigen Heilung auch in den deutschsprachigen Ländern erbracht. Die vernehmbare Öffnung der Schulmedizin für eine unterstützende Zusammenarbeit mit Geistheilern spricht für sich.

Am neuropsychiatrischen Institut der California University konnte man die transformative Energie-übertragung vom Heiler auf einen heilungsuchenden Menschen mit Hilfe der Kirlian-Fotografie festhalten. Vor der Einwirkung war die Energiestrahlung des Heilers stark, die des Heilungsuchenden schwach. Nach der Therapie hatte die Energiestrahlung des Heilers nachgelassen, die Energie des Kranken hingegen zugenommen. Diese Veränderungen traten innerhalb weniger Minuten ein. Parallel dazu besserte sich das Befinden des Kranken.

1985 wandte sich das ZDF in einer Sendereihe „*Probe aufs Exempel: Fernheilung*" dem Thema der Heilung auf dem geistigen Wege zu. Diese Sendungen erhielten das größte Zuschauerecho, welches die Sendeanstalt bisher erlebt hatte. Eine anschließende Diskussionsveranstaltung über die Thematik in der Sendereihe „*fünf nach zehn*" bis 0:30 Uhr sahen 2,18 Millionen Zuschauer; die in Zusammenarbeit mit der Deutschen Lesegemeinschaft herausgegebene Buchempfehlungsliste zum Thema „Geistige Heilung" wurde von 30.000 Zuschauern angefordert. Dies war in der Geschichte dieser Liste, es war die vierzigste, bis zu jenem Zeitpunkt ein einmaliger Rekord (Quelle: Karl Schnelting, *Geistige Heilung,* S. 198). In dem ZDF-Beitrag konnte in Zusammenarbeit mit dem Schweizer Heiler Freddy Wallimann gezeigt werden, dass Heilung durch die Kraft des Geistes auch über eine größere Distanz möglich ist. Dabei fand kein persönlicher Kontakt zwischen Heiler und den ausgewählten Heilungsuchenden statt, die trotz langwieriger ärztlicher Bemühungen auf konventionellem Wege bisher keine Heilung finden konnten. Im ZDF wurde 1985 somit ein Meilenstein gesetzt. Man wollte den Ansatzpunkt für eine Zusammenarbeit zwischen Schulmedizin und Geistheilung schaffen, die auch der medizinischen Forschung ein sehr wertvolles und vielversprechendes Neuland erschlossen hätte.

Vereinzelte Ansätze zeigen deutlich, wie hilfreich eine solche Zusammenarbeit von Schulmedizinern und Geistheilern sein kann. Wie die *New York Times* am 26.

März 1985 berichtete, lernten New Yorker Krankenschwestern die Kunst des Handauflegens, und wissenschaftliche Untersuchungen bestätigten feststellbare Heilerfolge. Im Liverpooler Walton Krankenhaus, einer Schmerzklinik, arbeitete eine Geistheilerin offiziell mit den Ärzten zusammen. Seit Juni 1983 werden hier Patienten mit chronischen Leiden aufgenommen, bei denen bisher keine anderen Behandlungen zum Erfolg führten.

Das Interesse an geistigem Heilen hat in den letzten Jahren eine enorme Steigerung verzeichnet. Das liegt wahrscheinlich daran, dass viele mittlerweile ein anderes Verständnis (Bewusstsein) haben als noch vor einigen Jahren. Es interessieren sich Menschen aus allen Berufsschichten, darunter immer mehr Ärzte, Therapeuten, Heilpraktiker, im Kranken- und Pflegedienst Tätige etc. dafür.

Da in Deutschland das geistige Heilen lange Zeit verboten war, sind uns andere Länder wie England, Frankreich, USA und Asien in dieser Hinsicht um einiges voraus. In England wird seit den Fünfzigerjahren, damals schon in ca. 200 Krankenhäusern, mit Geistheilern zusammengearbeitet. Pionierarbeit leistete Harry Edwards (1893-1976), er erreichte unter anderem mit Fernheilung ca. zwei Millionen hilfebedürftige Menschen, Gründer der National Federation of Spiritual Healers (die NFSH wurde 1955 gegründet). Dort wurden wir beide innerhalb von zwei Jahren ausgebildet. Er hatte in den Universitäten vor tausenden von Menschen immer wieder Geistheilung demonstriert und bewiesen, dass sie sehr erfolgreich wirkt. Die NFSH in England ist heute als einzige Organisation ihrer Art in ca. 30 Ländern der Welt in vielen Krankenhäusern anerkannt und zugleich auch die größte Schule für spirituelles Heilen.

Inzwischen gibt es mehr als 1.500 Krankenhäuser in England, die Geistheiler zulassen und eine unterstützende Zusammenarbeit mit Ärzten ermöglichen. Der Patient in den dortigen Krankenhäusern hat sogar ein Recht auf einen spiritual Healer, neben der Behandlung durch den leitenden Arzt. Auch Adelige und Politiker aus der ganzen Welt, machen sich den Dienst eines Geistheilers heute aus gutem Grund zunutze, wie uns englische Ausbilder (Tutoren) der NFSH berichteten.

In vielen traditionellen Heilweisen weltweit ist die Geistheilung als spirituelle Dimension im Verständnis von Krankheit und Heilung immer schon integriert und fester Bestandteil der Heilkunst. Die akademische Welt tut sich in ihrem materialistischen und ausschließlich auf den Verstand ausgerichteten Denken schwer damit, sich mit dieser spirituellen Dimension auseinanderzusetzen.

Die britische Ärztekammer hat hingegen schon vor Jahrzehnten darauf hingewiesen, dass durch geistheilerische Unterstützung gesundheitliche Besserungen erreicht würden, die von der medizinischen Wissenschaft nicht erklärt werden könnten. Entgegen vielfacher Meinung von Ärzten im deutschsprachigen Raum hat man in England festgestellt, dass bei einer Zusammenarbeit von Arzt und Geistheiler Patienten mehr Vertrauen zur Schulmedizin entwickelten, was sich wiederum positiv auf den Heilungsverlauf auswirkt.

Die Schulmedizin hat fantastische Erfolge zu verbuchen, wir beide hegen große Bewunderung für sie. Trotzdem ist sie nach wie vor eine Reparatur- und Wiederherstellungsmedizin, genauso wie vor einigen hundert Jahren. Sie behandelt hauptsächlich Symptome, nicht jedoch die Ursachen von Erkrankungen. Hier könnte die Geistheilung unterstützend zur Schulmedizin helfen, so wie in England.

Seriöse und gut ausgebildete Geistheiler sind stets bemüht um eine unterstützende Zusammenarbeit mit der Ärzteschaft. So empfiehlt ein vertrauenswürdiger Geistheiler immer auch, den Rat eines Arztes in Anspruch zu nehmen.

Das Bewusstsein eines Geistheilers

„Falls du glaubst, dass du zu klein bist, um etwas zu bewirken, dann versuche mal zu schlafen, wenn ein Moskito im Zimmer ist."

Der 14. Dalai Lama (geboren 1935)

Wenn uns belastete Menschen aufsuchen, ist es ein natürlicher Wunsch vieler von uns, deren Leid zu lindern und ihnen zur Gesundheit zu verhelfen oder zumindest ihre Beschwerden zu verringern. Alle Menschen haben eine natürliche Heilkraft in sich, mit der sie sofort helfen könnten. Leider kennen die meisten Menschen sie nicht. Auf der ganzen Welt werden Heilerfolge oft nur durch Gebete bewirkt, was unumstritten ist und eines der am besten erforschten Gebiete der Geistheilung.

Ein gut ausgebildeter Geistheiler wird sich nie mit Krankheiten und deren Namen befassen – wie zum Beispiel Krebs, Arthrose, Erkältung etc., auch nicht mit vorgeburtlichen Einflüssen oder dem Alter des Klienten. Beim geistigen Heilen ist es auch egal, ob jemand Müller, Meier oder Huber heißt, ob jemand wenig oder viel Geld oder einen Titel hat oder nicht. Der Heiler behandelt keine Personen oder Zustände, er handelt vielmehr in dem Bewusstsein, ein unsterbliches Wesen einer genialen Schöpfung vor sich zu haben. So hat er die Möglichkeit, sich mit dem eigentlichen Thema, dem geistigen Anteil des Heilsuchenden, zu befassen und das Bestmögliche zu bewirken.

Um als Geistheiler ein offener, reiner Kanal für geistige Heilkraft zu unserem Schöpfer zu sein, sollte sich der Mensch völlig aus dem Spiel lassen und sich nach unserem Verständnis in keinster Weise mit irgendeiner Art von Negativität beschäftigen. Um die Prinzipien der Geistheilung zu einem festen Bestandteil des eigenen Bewusstseins werden zu lassen, ist es notwendig, sich durch ständiges Üben einem zeitunabhängigen Prozess zu unterziehen. Auch stellt ein Geistheiler in der Regel sein Vorhaben, anderen Menschen zu ihrem Heil zu verhelfen, unter hohe Ideale. Diese könnten lauten:

- *Füge niemals einem Lebewesen Leid oder Schaden zu.*

- *Bemühe dich, nur dem „Guten" zu dienen.*

- *Mach es dir zur Gewohnheit, duldsam und großmütig in und zu allem zu sein.*

- *Bewahre in jeder Lage dein inneres Gleichgewicht, um so in Harmonie und Ruhe zu bleiben.*

- *Vermeide Hass- und Rachegedanken gegen diejenigen, die dir Unrecht tun.*

- *Vermeide Verleumdungen.*

- *Beschütze alle lebenden Wesen in bedingungsloser Liebe.*

Teil 3

Heilcodes entschlüsselt

Unsere Gefühle verändern die Welt

„Der Mensch (...) opfert seine Gesundheit, um Geld zu machen. Dann opfert er sein Geld, um seine Gesundheit wiederzuerlangen. Und dann ist er so ängstlich wegen der Zukunft, dass er die Gegenwart nicht genießt; das Resultat ist, dass er nicht in der Gegenwart oder in der Zukunft lebt; er lebt, als würde er nie sterben, und dann stirbt er und hat nie wirklich gelebt."

Der 14. Dalai Lama (geboren 1935)

Wie beeinflussen Gefühle unsere Gesundheit und unsere Realität? Die moderne Hirnforschung hat herausgefunden, dass es bei länger anhaltenden Gefühlszuständen zu einer Neuordnung der dafür zuständigen Nervenzellenverbindungen im Gehirn kommt. Das Gehirn reagiert also auf unsere Sorgen und Nöte, auf Glücksgefühle und Liebe – also auf all unsere bewusst oder unbewusst erzeugten Gefühle – und bringt somit unseren Körper dazu, sich zu verändern. Wenn wir beginnen, anders zu denken und in der Folge anders zu fühlen, entsteht mit Hilfe unseres Gehirns eine andere Wahrnehmung sowie ein veränderter Bauplan in unserem Körper. Gleichzeitig ziehen wir neue Ereignisse in unser Leben.

Unsere Gedanken und die daraus entstehenden Gefühle entscheiden, ob wir erfolgreich oder erfolglos, gesund oder krank, glücklich oder unglücklich sind. Gefühle, die von ganzem Herzen kommen, haben das Potenzial, alles in unserem Leben zum Guten zu verändern. Schenken Sie also nur den positiven Gefühlen und Gedanken Ihre Aufmerksamkeit und sie werden sich dadurch verstärken.

Unser Leben kann sich also vollständig verändern, wenn wir es nur wollen.

Viele Menschen beschäftigen sich ausgiebig mit Negativem und bringen dies meistens auch noch zum Ausdruck. Die Macht der Gewohnheit bewirkt immer wieder mit äußerster Hartnäckigkeit, dass wir davon nicht lassen. Der Negativität wird jedoch durch zu viel Aufmerksamkeit verstärkt Energie zugeführt, die sich in unserem Leben und über unseren Körper weitere Geltung verschafft. In letzter Konsequenz führt das dazu, dass wir unsere Körper und unsere Gesundheit regelrecht abwracken und uns in eine Realität manövrieren, die wir so eigentlich gar nicht gewollt haben.

Dabei ist vielen Menschen gar nicht bewusst, dass sie ihre unguten Gefühle selbst herbeiführen, das heißt, selbst verantwortlich dafür sind. Sie schieben jedoch die Schuld anderen Menschen oder bestimmten Lebensumständen zu. Glücklicherweise haben sie unrecht. Hätten sie nämlich recht, wären wir tatsächlich anderen Menschen und dem, was uns widerfährt, voll und ganz ausgeliefert. Viele geben jedoch die Verantwortung für ihr Leben aus der Hand und fühlen sich dann als Opfer. Aber wir sind Schöpfer. Doch um diese Rolle einnehmen zu können, müssen wir die Verantwortung für unser Leben übernehmen.

Die Erkenntnis, dass jede Art von Krankheit, einschließlich der sie auslösenden Faktoren, gemäß dem Gesetz von „Ursache und Wirkung" – also einer Rückwirkung unseres eigenen Handelns, und das nicht nur in diesem Leben, sondern auch aus früheren Leben – Folge der ausgleichenden Gerechtigkeit ist, beweisen Bücher von bekannten Spezialisten wie der

Wissenschaftlerin und Sterbeforscherin Prof. Elisabeth Kübler-Ross, dem Publizisten und Rückführungsexperten Trutz Hardo und dem Reinkarnationsforscher Dieter Hassler. Allein davon zu wissen, kann einen Menschen in ein anderes Bewusstsein bringen und ihn befähigen, seine Realität mit mehr Gelassenheit zu ertragen, statt durch destruktives Verhalten sich selbst oder anderen zu schaden.

Alles in unserem Leben wird von unseren Gefühlen begleitet, die wiederum aus unseren Erlebnissen und den damit verbundenen Glaubenssätzen und Überzeugungen resultieren und somit zum Großteil unser Leben bestimmen. Der Hirnforscher Prof. Dr. Gerald Hüther nennt das, was uns bestimmt, *die innere Haltung*. Diese ist das Ergebnis dessen, was in unserem Unterbewusstsein gespeichert ist, was uns und unser Leben zu über neunzig Prozent bestimmt.

Hier einige Beispiele für negative Gefühle und wie sie sich auswirken, wenn wir es zulassen, dass sie die Oberhand gewinnen:

- Wenn ich mich schlecht behandelt fühle, *werde ich weiterhin schlecht behandelt werden.*

- Wenn ich mich arm wie eine Kirchenmaus fühle, *werde ich höchstwahrscheinlich weiterhin arm bleiben.*

- Wenn ich mich nicht liebenswert fühle, *wird weiterhin die Liebe fehlen.*

- Wenn ich mich als Versager fühle, *werden mich andere weiterhin auch so behandeln.*

- Wenn ich im Mangel denke („Ich habe zu wenig
  ...", „Das kann ich mir nicht leisten ..."), *wird es
  weiterhin Mangel in meinem Leben geben.*

Die Energie, die ein Mensch aussendet, ist immer ein
Spiegel seiner Gefühle und seiner Bewusstseins-
entwicklung. Ein Gefühl, das wir zum Beispiel in den
Bereichen Beruf, Gesundheit, Partnerschaft oder Finanzen
empfinden, ist in der Regel genau das Gefühl, das wir bei
diesem Thema schon mal ausgesendet und erlebt haben
und das in unserem Unterbewusstsein auch gespeichert
ist. Das Leben geschieht eben *nicht* nach dem
Zufallsprinzip.

Lassen Sie sich von niemandem einreden, Sie seien Opfer
Ihrer Umstände, Ihrer Familie oder Ihrer Erziehung. Wir
waren nie Opfer und wir werden auch keines, wenn wir
wissen und danach leben, dass *wir* allein für alles verantwortlich sind und immer auch waren. Wir können gemäß
unseren Gedanken – und genau hier liegt unsere Möglichkeit, aktiv etwas für ein gutes Gelingen unseres Lebens zu
tun – gute oder weniger gute Gefühle in unser Leben rufen, die Entscheidung dafür liegt in jedem Moment bei
uns selbst. Die Anwendung der in diesem Buch vorgestellten Heilcodes zielt letztlich darauf ab: sich selbst als
Schöpfer des eigenen Lebens zu erfahren.
Die Wissenschaft kann heute beweisen, dass wir mit unserem Bewusstsein, über unsere Gedanken, sogar unsere
Gene verändern können. Unter den Forschern befinden
sich bekannte Wissenschaftler wie der Zellbiologe Dr.
Bruce Lipton und Dr. Perla Kaliman vom Institut für Bi-
omedizinische Forschung in Barcelona, Spanien.
Ein Ausschnitt zum Thema Gefühle von Dr. Albert
Edward Day (1884-1973): „Es ist allgemein bekannt und
anerkannt, dass es für unsere geistige Gesundheit gut ist,

wenn wir unsere Feinde lieben. Aber dass Verneinung und vergiftende Erregungen unsere körperliche Gesundheit zerstören, ist eine verhältnismäßig neue Entdeckung. Das Problem der Gesundheit ist oft ein Gefühlsproblem. Wiederholt gehegte falsche Gefühle sind mächtige Ursachen für Krankheit."

Gregg Braden, ein bekannter Wissenschaftler aus den USA (*Im Einklang mit der göttlichen Matrix,* siehe Literaturverzeichnis), hat in jahrzehntelangen Reisen zu vielen Völkern herausgefunden, dass nicht das Wort oder unser Gebet die Dinge im Leben verändern, sondern unsere Gefühle dafür verantwortlich sind, die sich hinter unseren Worten, Gedanken oder Gebeten entfalten – und genau da setzt die Bewusstseinstransformation an, auf die wir später noch genauer eingehen werden.

Sobald der Mensch an Gesundheit denkt und sich vorstellt, wie sie sich anfühlt, beginnt der Prozess der Gesundung, was man heute messtechnisch darstellen kann. Das heißt aber auch, dass wir eine Verantwortung unseren Gefühlen gegenüber haben, die wir hegen und damit in die Welt setzen, denn alles wird gespeichert im Universum, auch für nachfolgende Generationen.

Wenn ein starker Wille einen Herzenswunsch hervorruft und wir, ganz in der Liebe, an dessen Erfüllung glauben und uns dann das Erwünschte mit der Kraft der Imagination vorstellen, als wäre der Wunsch bereits erfüllt, dann werden wir wahre „Wunder" erleben können. Das ist das Geheimnis des Schöpferpotenzials, das in jedem von uns steckt und das für alles Gute im Leben anwendbar ist.

Heilendes Bewusstsein

„Die schöpferische Kraft des Bewusstseins ist vermutlich die Ursache all unserer Aktivitäten und auch der paranormalen Phänomene. Hätten unsere Wissenschaften ebenso viel Arbeit in die Erforschung der Möglichkeiten des Bewusstseins investiert, wie sie in die Erforschung der materiellen Strukturen und ihrer Energien hineingesteckt haben, dann könnten wir am laufenden Band wahre Wunder erleben. Aus diesem Bewusstsein heraus ergeben sich Möglichkeiten der Heilung von Krankheiten, die all unsere bisherigen wissenschaftlichen Konzepte sprengen."

Prof. Dr. Alfred Stelter, Wissenschaftler, Physiker und Chemiker

Wir haben alle völlige Gedankenfreiheit bekommen, auch die Freiheit, uns zwischen guten und negativen Gedanken zu entscheiden. Dies können wir trainieren. Circa 50.000 bis 100.000 Gedanken nimmt ein Mensch pro Tag auf. Wie unterliegen also einem ständigen Gedankenstrom. Davon sind ungefähr 70 Prozent belanglos, 25 Prozent unguter Art und nur 5 Prozent konstruktiv und damit aufbauender und belebender Natur. Die „richtige" Denkweise erkennt man daran, dass sie uns glücklich und gesund macht. Dazu muss man sich bewusst an die Quelle guter Gedanken (Quelle der Liebe) anschließen. Es gibt keinen Grund, uns mit Dingen zu beschäftigen, die wir nicht möchten und die sich ungut anfühlen. Da unser Bewusstsein unseren Geist durchdringt, formt es somit unsere Persönlichkeit und unsere Realität. Das heißt, wenn unser Bewusstsein mit guten Gedanken „gefüttert" wird, kann der Geist und in der Folge der Körper gesunden.

Jeder von uns kann sich bewusst machen. dass er selbst es ist, der den Strom einer lebenserhaltenden Kraft blockiert. Das, was wir auf- und annehmen, das haben wir. Würden wir immer nur das *Gute* auf- und annehmen, dann hätten wir auch nur das *Gute* in uns und könnten es, wenn wir uns bis zum Rand damit aufgefüllt haben, an hilfebedürftige Menschen weitergeben. Gutes auf- und annehmen fördert das freie Fließen der lebenserhaltenden Kraft in uns. Das, was wir auf- und annehmen, speichern wir in unseren Zellen ab – nicht von ungefähr besteht der Begriff Zellgedächtnis. Nun kann sich jeder ausmalen, dass sich negativ programmierte Zellen negativ auf unsere Gesundheit auswirken.

In den vergangenen Jahren haben medizinische und andere wissenschaftliche Forschungen dem Bewusstsein zunehmend mehr Beachtung geschenkt. Eine Studie über „spontanen" Rückgang von Krebs des US-amerikanischen Radiologen und Onkologen Dr. O. Carl Simonton zeigte, dass in jedem dieser Fälle der Patient ständig an der positiven Überzeugung festhielt, eine Heilung finde statt oder habe bereits stattgefunden – unabhängig davon, was er als Ursache der Heilung ansah. Dass Bewusstsein Materie verändert, ist seit der Entdeckung der Quantentheorie, wie wir bereits wissen, längst erklärbar.

Krankheiten
und die dahinterstehenden Bewusstseinsfelder

Man weiß heute, dass Krankheiten Bewusstseinsfelder haben, und Namen von Krankheiten, die man ausspricht, über das dahinterstehende Bewusstseinsfeld auf uns einwirken. Wir sind es gewöhnt, den Dingen Namen zu geben. Namen bilden quasi einen „Link", also eine Verbindung zu den dahinterstehenden Bewusstseins-feldern. Wenn wir die Namen von Krankheiten aussprechen, bringen wir uns also unbewusst automatisch mit dem dazugehörigen Bewusstseinsfeld in Verbindung.

Gehen wir auf irgendeine Art und Weise in Resonanz mit einem bestimmten Bewusstseinsfeld, so wird unser System auf emotionaler und körperlicher Ebene darauf antworten. Der Name eines Krankheitsbildes baut so die Resonanz zu *unserem* Bewusstseinsfeld auf. Nennt Ihnen zum Beispiel ein Arzt nach einer Untersuchung den Namen einer Krankheit, die Sie laut seiner Diagnose haben, so reagiert Ihr System binnen Sekunden auf diese Diagnose mit all den damit verbundenen negativen Reaktionen und Folgen. In diesem Fall können wir durch eine Anwendung der Quantenheilung die Reaktion, das heißt Ihre innere Empfindung, sofort transformieren.

Achtsamkeit

Achtsam zu sein ist in unserer schnelllebigen Zeit gar nicht so einfach. Durch Reizüberflutung und die Hektik des Alltags sehnen sich viele Menschen immer öfter nach einem Raum der Ruhe. Achtsamkeit wirkt sich harmonisierend auf unser Bewusstsein aus. Achtsam zu sein bedeutet zum Beispiel, dass wir erkennen, wann negative Gedanken unsere Emotionen beeinträchtigen. Dass wir durch Achtsamkeit auch unser Unterbewusstsein verändern, zeigt folgendes Beispiel.

Ein Beispiel für unbewusste Abläufe

Stellen Sie sich vor, Sie fahren mit dem Auto zur Arbeit, kehren unterwegs beim Bäcker ein und kaufen Brot, erledigen dann Ihre Arbeit im Büro, fahren nach Feierabend wieder nach Hause, kochen, essen, räumen Ihre Wohnung auf. Eben ein ganz normaler Tag, so wie Sie ihn sicherlich einen Großteil des Jahres erleben. Bei den meisten Menschen ist dieser Ablauf automatisiert, er läuft unbewusst ab. Derlei konditionierte Abläufe geschehen aus dem Grund, weil wir in der Regel mit den Gedanken entweder in der Vergangenheit oder in der Zukunft sind.

Nun stellen Sie sich vor, es wäre nicht so und wir würden all diese regelmäßigen Tätigkeiten nicht unbewusst vollbringen. Stattdessen würden wir uns bei jedem Schritt, egal wie oft er sich wiederholt, bewusst überlegen, wie er aussieht. Die Automatisierung der Abläufe ist für manches sicherlich von Vorteil. Dennoch – wenn wir unser Leben bewusst leben, dem Moment unsere ganze Aufmerksamkeit schenken, haben wir die Chance, unsere alten Denkmuster im Unterbewusstsein „umzuschreiben", sie zu transformieren, mit den Dingen, die wir in der Achtsamkeit erleben.

Ein Beispiel für bewusste Abläufe

Haben wir eine Verabredung mit einem wunderbaren Menschen, merken wir, dass er unsere volle Aufmerksamkeit auf sich zieht. Wir überlegen uns genau, was wir anziehen, wie wir riechen möchten und wie unsere Haare gestylt werden sollen. Wir richten also unsere ganze Aufmerksamkeit auf den gegenwärtigen Moment. Das sind Augenblicke, in denen unser Unterbewusstsein ausgeschaltet ist bzw. nicht recht zur Wirkung kommt.

Vor allem in der Kindheit programmieren unsere Erfahrungen und Verhaltensgewohnheiten das Unterbewusstsein. Diese alten Konditionierungen können schon mal gewisse Dinge blockieren und so einen unerwünschten Verlauf in unserem Leben auslösen. Überzeugungen, Denkmuster und Gewohnheiten beeinflussen ca. 95 Prozent unserer Handlungen im Alltag, und das nicht immer zum Positiven. Interessant wäre es doch, ungute Verhaltensmuster und Prägungen im Unterbewusstsein so zu verändern, dass sie sich nicht mehr blockierend auf uns und unser Leben auswirken.

Jeder Organismus ist bestrebt, seine Regulationsmechanismen für einen guten Funktionsablauf wirksam einzusetzen. An erster Stelle unseres Systems steht: Überleben vor Wachstum und Lernen. Das bedeutet, der Körper unterbindet Funktionen, die nicht überlebenswichtig sind. Dazu gehört auch seine Fähigkeit, sich selbst zu heilen und zu regenerieren. Selbst erschaffener Stress kann den Überlebensmechanismus unseres Körpers aktivieren und damit seine Selbstheilung drastisch unterbinden. Das ständige Grübeln über vergangene oder zukünftige Dinge reicht aus, um negativen Stress zu erschaffen. Wenn es also mit der Selbstheilung nicht funktionieren sollte, kann der Stressfaktor aufgrund von ständigem Grübeln ein wesentlicher Grund dafür sein.

Und jetzt kommt die gute Nachricht. Wenn Sie im Alltag achtsam und in der Gegenwärtigkeit des Augenblicks sind, also sich nicht ständig Sorgen um die Zukunft machen oder über die Vergangenheit nachdenken, dann wird in der Folge Ihr Unterbewusstsein Schritt um Schritt transformiert. Das heißt, Sie programmieren es mit den im „Hier und Jetzt" erlebten Erfahrungen neu. Davon abgesehen, bringt uns das Grübeln absolut nichts fürs Leben.

Das bestätigt auch der Wissenschaftler und Zellbiologe Dr. Bruce Lipton (DVD: Intelligente Zellen, Koha Verlag).

Gedanken und ihre Wirkung

Dass Gedanken Energien und damit form- und materieschaffende Kräfte sind, zeigen drei einfache Beispiele:

- Der japanische Wissenschaftler Dr. Masaru Emoto, berühmt geworden durch seine Fotografien von Wasserkristallen, hat mit seiner Forschung gezeigt, dass Wasser Gedächtnis und Bewusstsein hat. Somit reagiert auch das Wasser in unserem Körper auf alle Einflüsse sowie auf unsere Gedanken.

- Der Placebo-Effekt – wenn ein verabreichtes Mittel, welches keinen Arzneistoff enthält, nur durch den Glauben an seine heilende Wirkung Erfolg bringt – zählt zu den besten Beweisen für die Wirksamkeit von Heilung auf geistigem Weg. Jeder ist damit in der Lage, Geistheilung zu praktizieren, wenn er nur stark genug an eine heilende Wirkung eines Medikamentes oder generell an seine Heilung glaubt.

- Das dritte Beispiel sind die psychosomatischen Reaktionen unseres Körpers auf Nachrichten. Nehmen wir ein Beispiel: Sie bekommen einen Telefonanruf von der Lottozentrale, und eine nette Dame am anderen Ende teilt Ihnen mit, dass Sie sechs Richtige im Lotto haben. Wie reagiert wohl Ihr Körper darauf? Da kann sich ein gutes Gefühl über den Bauch einstellen, oder Sie haben den Eindruck, Sie wären um 20 Kilogramm leichter geworden. Mancher hat eine Empfindung, als ob sich sein Körper ausdehnt. Diese Dinge stellen sich also ein, nur über das Wort, das jemand am anderen

Ende des Telefons ausspricht. Und Sie wissen dabei noch nicht einmal, ob diese Nachricht auch wirklich wahr ist.

Jeder Mensch sendet beim Denken Schwingungen aus. Jedes Gefühl übt einen Einfluss aus. Wenn wir mit genügend Lebenskraft geladen sind, nehmen wir gute Gedanken an und weisen die schlechten leichter zurück. Aber wenn wir schwach und kraftlos sind, können wir den negativen Schwingungen negativer Gedanken keinen Widerstand mehr entgegensetzen und laufen dann Gefahr, uns durch die dahinterstehende destruktive Energie manipulieren zu lassen. Dies hat wiederum Einfluss auf unsere Gesundheit.

Wie man heute nachweislich herausgefunden hat, rufen Gedanken und Worte beispielsweise auch eine chemische Reaktion in unserem Körper und unserem Blut hervor. Einige ganz große Heiler sprachen davon, dass bei vielen Menschen das Blut regelrecht verseucht sei. Verantwortlich dafür seien unsere negativen Gedanken und Worte und die damit verbundenen Gefühle. Wenn man ständig wiederholt: „Ich bin schwach, elend, krank!", dann wirkt sich das zunehmend abbauend, funktionshemmend, zustandsverschlechternd, blutvergiftend und allgemein schädigend aus. In der Folge kommt das Leid wie ein Magnet zu uns. Mit einem Wort des Arztes und Nobelpreisträgers Alexis Carrel: „Negative Gedanken lösen sogar organische Schäden aus." Wenn die Negativität in uns Schaden anrichten kann, dann natürlich auch in unserem Umfeld, gemäß der Regel „Wie innen, so auch außen".

Immer mehr verbreitet sich die Annahme, dass unsere Gedanken in jeder Hinsicht unsere Gesundheit beeinflussen. Was ein Mensch denkt, das wird er – diese Weisheit ist nirgends offensichtlicher als im Bereich der Gesundheit.

Indem man Menschen an Biofeedback-Geräte anschloss, untersuchte man den Einfluss des Bewusstseins auf den Körper und konnte so erkennen, dass Gedanken das autonome Nervensystem und andere Prozesse im Körper kontrollieren und beeinflussen. Wussten Sie, dass jeder negativ gedachte Gedanke und das damit in Verbindung stehende Gefühl dem Einfließen von heilender, lebenserhaltender Energie entgegensteht? Und doch ist dieses Wissen nichts Neues. Paracelsus (1493-1541), der größte Arzt der beginnenden Neuzeit, sprach vom „inneren Arzt" im Menschen, der dem Gesamtorganismus als Erhalter und Wiederhersteller der Gesundheit helfend zur Seite stehe. Er ist dem Unterbewusstsein des Menschen zuzuordnen und durch unsere Gedanken sehr leicht in seinem Wirken zu beeinflussen.

Der österreichische Medizinalrat Dr. med. Erich Rauch warnt eindringlich davor, mit anderen Menschen über Krankheiten zu sprechen, und sieht in negativem Denken und Sprechen eine „Todsünde gegen den inneren Arzt". Jede Produktion leidvoller Äußerungen verstärke nur die Macht des Negativen über uns und erschwere uns die Befreiung aus der Umklammerung von Leid und Not. Er sagt auch, dass wir vergessen haben, welche ungeheuren Kräfte in jedem von uns schlummern. Kräfte, die Großes bewirken können, wenn man sie nur durch den festen Glauben an sich und an seine Möglichkeiten weckt und in die richtigen Bahnen lenkt. Daher kann allein schon dem innig empfundenen Wunsch, verbunden mit einem festen Glauben, eine schicksalsbestimmende Rolle zukommen, die viel wichtiger ist als alles, was wir oberflächlich zu wünschen oder zu wollen vermeinen. Nicht das geschieht, was wir wollen, sondern das, was wir tief innen glauben.

Da alles Schwingung ist und demzufolge auch jedes unserer Organe, ja unser ganzer Körper schwingt, können wir auf die „Melodie" unseres Körpers einen positiven oder auch negativen Einfluss nehmen. Aus der Schwingung ergibt sich unser Körperrhythmus. So wie der Mensch denkt und handelt, so ist er und so klingt er.

Die Gedankendisziplin ist also weitaus mehr als nur eine Technik zum bedarfsgerechten Umprogrammieren des Geistes, wie sie heute in vielen Management-Schulen zum Erreichen der Ziele angeboten wird.

Diana Craig, eine der bekanntesten englischen Geistheilerinnen, die mit dem wohl berühmtesten Geistheiler Englands, Harry Edwards, zusammengearbeitet hat, weist ihre Klienten immer wieder auf die Macht der Gedanken hin, im Positiven wie auch im Negativen. Sie ist davon überzeugt, dass jeder seine Krankheit im Wesentlichen selbst verursacht, indem er sich durch destruktive Gedanken und Gespräche in Disharmonie und ins Ungleichgewicht bringt.

Die Gedanken sind frei, heißt es. Doch entbindet diese Tatsache keinen Menschen von seiner persönlichen Verantwortung für sie. Man täuscht sich sehr, wenn man glaubt, man könne folgenlos über einen anderen Menschen Schlechtes denken, solange man diese Gedanken nicht ausspricht. Durch wissenschaftliche Untersuchungen konnte auch hier vielfach gezeigt werden, dass Gedanken von Mensch zu Mensch gesendet werden können und beim Empfänger spürbar etwas bewirken. Jeder Gedanke ist eine geistige Kraft und beginnt, sobald er gedacht wurde, in genauer Entsprechung zu der Kraft, mit der er gedacht wurde, seinem Inhalt gemäß zu wirken. So hat ein negativer Gedanke über einen anderen Menschen nicht nur Folgen für das Wohlbefinden desjenigen, dem er zugedacht ist, sondern auch für das Eigene.

Denken Sie daran, was Sie bewirken können, wenn Sie über bestimmte Personen gute und konstruktive Gedanken hegen, wie sich dadurch die Welt zum Positiven verändert. Es herrscht momentan auf der Erde ein sehr destruktives Bewusstseinsfeld, das uns leicht dazu verführt, negativ zu denken und zu sein. Wenn wir dieses Feld verändern wollen, sind wir als Schöpfer gefordert, indem wir mit unseren Gedanken bewusst in die Liebe gehen und liebevolle Gedanken in die Welt und vor allem zu anderen Menschen schicken. Erst dann haben wir die Möglichkeit, die Welt wirklich zu verändern, hin zu der Liebe, die wir alle haben wollen.

Jede große Veränderung fängt immer erst in den Köpfen der Menschen an. Und denken Sie daran, dass nicht alle Menschen dafür benötigt werden, dass etwas Positives geschieht. Es reicht eine bestimmte Anzahl von Menschen aus, die sogenannte kritische Masse (wissenschaftlich berechnet von Gregg Braden), um das Bewusstsein aller zu erreichen und zu verändern.

Um Gutes zu bewirken, können Sie künftig folgendermaßen vorgehen: Bevor Sie eine Aufgabe oder eine Angelegenheit angehen, können Sie diese in positiver Weise beeinflussen. Ehe Sie beispielsweise das nächste Mal ein Haus betreten, auch Ihr eigenes, denken Sie, dass Harmonie und Frieden in diesem Haus herrschen.

Empfinden Sie das von ganzem Herzen, und Ihr Gefühl wird sich verstärken und auch im Außen wirken können.

Das Wissen von der Macht des Geistes hatten schon vor Jahrtausenden die Weisen aller Völker, in Indien oder in China oder in anderen alten Kulturen. Sie alle erkannten in der Beherrschung und Führung der Gedanken den Schlüssel für innere Kraft, Gesundheit, Erfolg und geistige Entwicklung.

Spielregeln des Lebens

Es ist eine alte Weisheit, dass der Mensch nicht *mit dem* Leben spielen soll, sondern *im* Leben. Das Leben ist kein Spiel, sondern das Spiel ist im Leben. Und ein Spiel hat seine Regeln. Das gute Spiel beginnt mit guten Gedanken, dagegen beginnt das böse Spiel mit bösen Gedanken. Man könnte das Erdenleben als eine Spielschule bezeichnen. Um richtig spielen zu können, müssen wir die Spielregeln beherrschen. Im Spiel liegt das Gute. Solange wir nach diesen Spielregeln spielen, ist es ein wirkliches Spiel. Bringen wir aber auch nur einen bösen Gedanken hinein, so ist es kein Spiel mehr, da hört das Spiel auf.

Einige wichtige sehr alte bekannte Spielregeln möchten wir hier erwähnen:

- *Was der Mensch gibt, wird er empfangen.*

- *Was der Mensch sät, wird er ernten.*

- *Richtet nicht, so werdet ihr nicht gerichtet.*

- *Verdammt nicht, so werdet ihr nicht verdammt.*

- *Nach euren Worten werdet ihr gerechtfertigt werden, und nach euren Worten werdet ihr verdammt werden.*

- *Trachtet zuerst nach dem Reich Gottes und nach Seiner Gerechtigkeit, so wird euch Gutes zufallen!*

- *Bittet, so wird euch gegeben; während ihr bittet, stellt euch vor, als hättet ihr das Erbetene schon empfangen!* (Vorstellungsbilder sind die Grundsprache unserer Seele.)

- *Lasst euch nicht durch das Böse überwinden, sondern überwindet das Böse mit dem Guten (der Liebe)!*

Ein Mensch im Gottesbewusstsein weiß, dass jede Belastung oder Krankheit durch Sünde kommt. Sünde bedeutet von der eigentlichen Bedeutung her nichts anderes, als sich abzuwenden von der Quelle des Guten. Deshalb ermahnte Christus einen Kranken nach seiner Heilung: *„Sündige hinfort nicht mehr, dass dir nicht etwas Ärgeres widerfahre!"* Damit meinte er, wenn der Mensch in seinen alten Gewohnheiten, zu denken, zu sprechen und zu handeln, weitermacht wie bisher und nichts verändert in seinem Leben, dann muss er wieder krank werden. Jesus ging es nicht primär um das Thema Heilung, sondern um die Umkehr zum Guten, zum Göttlichen. Jesus betonte immer wieder, dass der Körper nichts weiter tut, als die Befehle des Geistes auszuführen. In diesem Sinne ist der Körper neutral und abhängig von dem Zweck, der ihm gegeben wird.

Entschlüsselung und Wirkung der Heilcodes

„All die großen Weltreligionen mit ihrer Betonung auf Liebe, Mitgefühl, Geduld, Toleranz und Vergebung fördern diese inneren Werte. Aber die Realität der Welt von heute ist, dass die Grundlage der Ethik in der Religion nicht mehr ausreicht. Deswegen bin ich immer mehr davon überzeugt, dass die Zeit gekommen ist, einen Weg zu finden über Spiritualität und Ethik jenseits der Religion nachzudenken."

Der 14. Dalai Lama (geboren 1935)

Seit jeher haben sich Menschen in der Kunst des Heilens versucht. Je ausgeprägter jedoch die Spezialisierung auf Teilgebiete und je komplizierter die Methoden wurden, desto mehr haben sie sich von der eigentlichen Quelle, der Heilung der Ursache, entfernt.

Heute sind sich viele Menschen nicht mehr der Möglichkeiten bewusst, die da in jedem von uns schlummern. Eine einseitig auf das Materielle ausgerichtete Lebensweise hat das ihre dazu beigetragen. Hinzu kommt die Angewohnheit, sich ständig mit Krankheiten zu beschäftigen.

Doch die nicht entdeckten Heilkräfte in uns warten nur darauf, geweckt zu werden. Dass wir uns selbst zu heilen imstande sind, macht uns unser System, der Körper, in jeder Sekunde vor, indem er zum Beispiel Wunden heilen lässt oder uns durch die Immunabwehr vor Bakterien und Viren schützt. Jeden Tag werden im menschlichen Organismus etwa 500 Milliarden altersschwache Zellen abgebaut. Gleichzeitig werden junge, leistungsfähige Zellen gebildet. Auf diese Weise erneuern sich unsere Hautzellen alle vier Wochen, unser Blut macht das alle vier bis fünf Monate, und sogar unsere Knochen

„renovieren" sich ohne Unterlass. Das funktioniert natürlich am besten, wenn wir dem nicht durch Negativität entgegenwirken.

Wenn wir noch einen Schritt weitergehen, dann kämen wir zu der Erkenntnis, dass wir gar nicht erst krank werden müssten. Was es dazu brauchte? Gutes denken, Gutes sprechen und Gutes tun. Und genauso umgekehrt: Gutes aufnehmen. Im Einklang mit den Gesetzen der Natur und des Kosmos leben.

Selbstheilung funktioniert unserer Meinung nach am besten, wenn wir im Schöpferbewusstsein sind. So geschieht Heilung aus uns selbst heraus – durch den Schöpfer (das Göttliche) in uns. Bei vielen Völkern galt der Ausbruch einer Krankheit als Zeichen dafür, dass der Betroffene die Anbindung an das Göttliche (Gute) – vorübergehend – verloren hatte, und das gilt für uns auch heute noch. Es gibt nur eine Krankheit, nämlich die, sich von der Liebe des All-Geistes zu entfernen, quasi sich abzuwenden vom Guten.

Wir stellen nun die sieben größten Heilcodes, die Quellen der Heilung, ausführlicher vor. Für uns Menschen sind sie unendlich wertvoll, wenn wir wissen, wie wir sie entschlüsseln und einsetzen können:

1. Das reine Bewusstsein

2. Die Kraft des Mitgefühls und der Liebe

3. Die Vis vitalis (Lebenskraft)

4. Die Herzenergie

5. Die Kraft von Dankbarkeit und Vergebung

6. Die spirituellen Gesetze und Prinzipien

7. Das Vertrauen und der Glaube an das Gute

Diese Heilcodes zu entschlüsseln bedeutet, sie für uns gewinnbringend einzusetzen. Heilung ist jedoch ein fortwährender Prozess. Um diesen anzustoßen, bedarf es einer Bewusstseinsveränderung, dann kann sich Heilung auf allen Ebenen des Menschseins entfalten. Das Schöpfen aus diesen sieben größten Heilquellen stellt die Grundlage für Glück, Erfolg, Gesundheit und Harmonie in all unseren Lebensbereichen dar.

1. Die Heilkraft aus dem reinen Bewusstsein

Man kann es kaum in Worte fassen, was das reine Bewusstsein ausmacht, denn es entzieht sich dem, was der Verstand zu begreifen vermag. Gerade das aber macht das reine Bewusstsein aus. Es befindet sich jenseits unseres Verstandes. Wenn wir es als Quelle von allem bezeichnen, so heißt das, dass es imstande ist, alles zu durchdringen, zu umgeben, zu ordnen, zu harmonisieren – zu heilen.

Genauso wenig, wie man den Zustand des reinen Bewusstseins beschreiben kann, ist es möglich, gezielt danach zu suchen. Unser Verstand wirkt dem quasi entgegen. Wenn wir einfach nur geschehen lassen, die Verstandesaktivitäten zur Ruhe kommen lassen, einfach nichts tun, nicht denken, in einen Zustand der Leere eintauchen, dann ist es getan und es kann das geschehen, was für uns gut ist: Dann kann die ordnende und harmonisierende Kraft aus dem reinen Bewusstsein wirken.

Der Bewusstseinszustand, den es dazu braucht, ähnelt dem Alpha-Zustand, bei dem unsere Gehirnströme Alphawellen erzeugen. Ähnlich wie sich im Halbwach-/Halbschlaf-Bewusstsein stimmige Gedanken und Ideen einstellen können, die einer nicht zu ortenden Quelle zu entstammen scheinen, so scheint im reinen Bewusstsein – wo wir hellwach sind – eine ordnende und harmonisierende Kraft auf uns zu wirken. Das bedeutet jedoch nicht, dass in diesem Zustand die Dinge so laufen, wie unser Verstand es in der Regel gern möchte. Es bedeutet vielmehr, dass die Dinge so, wie sie sich entwickeln, gut sind für unsere Entwicklung und unseren Fortschritt. Was aus dem Lot geraten ist, kann wieder in Ordnung und in Harmonie kommen. Energien können wieder fließen. Es wird quasi die Ordnung nach dem Urplan der Schöpfung, den wir alle von Geburt an mitbekommen haben, ein Stück weit wiederhergestellt. Viele empfinden im Zustand des reinen Bewusstseins tiefen Frieden, Freude, Glück, Gelassenheit und Geborgenheit – eben ein gutes Gefühl.

Um das reine Bewusstsein erfolgreich einzusetzen, brauchen wir eine Bewusstseinstransformations-Methode. Wir bezeichnen sie als die „3-Punkt-Methode" und beschreiben sie in diesem Buch im Kapitel über die Quantenheilung noch ausführlich.

Wenn wir annehmen, dass das reine Bewusstsein die Quelle von allem ist, stellt sich auch die Frage, wer wir sind. Wir sind das, was wir Geist nennen, dieser Geist, der Bewusstsein und Seele vereint und allein übrig bleibt, wenn unser Körper nicht mehr existiert. So können wir sagen, wir sind nicht Menschen, die eine spirituelle Erfahrung machen, sondern spirituelle Wesen, die eine menschliche Erfahrung machen. Diese menschliche

Erfahrung – Leben genannt – können wir am besten meistern, wenn wir lernen, mit Bewusstsein umzugehen. Auch dazu mehr im Kapitel über die Quantenheilung.

2. Die Heilkraft des Mitgefühls und der Liebe

Wir wissen heute auch aus wissenschaftlichen Kreisen, dass es bei genauer Betrachtung nicht der Gedanke oder das Wort an sich ist, das unser Leben und die Welt um uns herum verändern kann, sondern erst das damit verbundene Gefühl. Das stärkste Gefühl ist unser **Mitgefühl**. Es wird auch als der Brennstoff bezeichnet, der das geistige Heilen befeuert und entscheidend mitwirkt. So hat es das Potenzial, Entscheidendes zu Ordnung und Harmonie, sprich: Gesundheit beizutragen.

Wir unterscheiden grundsätzlich zwischen Mitgefühl und Mitleid. In Letzterem steckt schon das Wort „Leid", das heißt, wir leiden mit dem anderen mit. Dieses „Mitleiden" verstärkt das Leid des anderen in der Regel jedoch noch. Anders beim echten Mitgefühl, bei dem bedingungslose Liebe zwischen den Menschen ausgetauscht wird.

Man kann den Unterschied zwischen Mitleid und Mitgefühl gut an folgendem Beispiel erkennen: Ein Kind wendet sich an seine Mutter, weil es sich verletzt hat. Es schüttet ihr sein Herz aus. Die Mutter nimmt liebevoll Anteil daran. Sie hält es *mitfühlend* im Arm und lenkt es von seinem Leid ab, indem sie dem Kind versichert, dass alles wieder gut wird und sie immer für das Kind da ist. Das Kind kann sein Herz für das Gefühl der Mutter öffnen und dieses Mitgefühl in sich aufnehmen, weil seine Aufmerksamkeit nicht mehr im Schmerz und im Leid ist.

Wenn Sie zum Beispiel für einen Menschen um Heilung beten, dann macht erst das dahinterstehende Mitgefühl das Beten wirkungsvoll. Es ist das Höchste, was Sie aus reiner Nächstenliebe tun können. Bitte bemühen Sie sich aber nicht um Mitgefühl, denn dann ist es meistens nicht mehr echt. Es kommt von selbst zustande. Wer echtes Mitgefühl hegt, in dem tut sich eine große Quelle der Heilung auf, die dann auch hilft, anderen zu ihrem Heil zu verhelfen.

„Die beste Arznei für den Menschen ist der Mensch. Der höchste Grad von Arznei ist die Liebe."

Paracelsus Arzt, Alchemist und Philosoph (1493-1541)

Liebe ist das allergrößte Gut der Menschheit und des Universums! Denn alles basiert darauf. Die Liebe ist die Kraft, die uns Menschen und alles Leben vereint. In der bedingungslosen Liebe – und wahre Liebe ist bedingungslos – gibt es keinen Dualismus, sie akzeptiert immer beide Seiten. Wahre Liebe kennt kein Urteil, kein Richtig oder Falsch. Denn wer kann wirklich sagen, was richtig und was falsch ist?! Auf dem Weg der Wahrheit gibt es kein Richtig oder Falsch. Auch ein auf den ersten Blick falscher Weg kann uns letztlich auf den richtigen Weg bringen.

Selbstlos Liebe zu geben, trägt ganz wesentlich zu unserer Gesundheit bei, wenn wir das Gesetz von Ursache und Wirkung zugrunde legen.

Einige von Ihnen werden sagen, dass auch Leidenschaft Liebe ist. Liebe mag mit Leidenschaft Hand in Hand gehen; doch wenn man Leidenschaft für Liebe hält, wird sich die wahre Liebe nie voll entfalten können, sie wird sich eher zurückziehen. Östliche Mystiker beschreiben die wahre Liebe zwischen zwei Menschen so: „Wenn das Innere zum Inneren passt, dann werdet ihr glücklich sein, wenn jedoch euer Inneres nicht zum Inneren des anderen passt, dann werdet ihr zugrunde gehen."

Bedauerlicherweise bekommen viele Kinder von klein auf das Gefühl vermittelt, Liebe sei an Bedingungen geknüpft. Aber ihre Eltern wussten es auch nicht besser, denn ihnen wurde das in der Kindheit genauso vermittelt. Die meisten von uns haben gelernt, erst dann Selbstliebe zu entwickeln, wenn andere uns mögen und wertschätzen. So, wie wir wirklich sind, scheinen wir jedenfalls nicht liebenswert zu sein, das prägt sich dem Unterbewusstsein ein und wirkt sich auf unser Leben aus.

Die eigentliche Liebe kann nur aus uns selbst kommen, und dazu müssen wir fähig sein, uns zu lieben und im Weiteren das Leben. Was aber bedeutet das eigentlich: in der Selbstliebe sein? Es bedeutet nichts anderes, als sich anzunehmen, wie man ist. Mit allen vermeintlichen Schwächen. Wenn wir verstehen, dass wir nichts bekommen können, was wir uns nicht vorher selbst gegeben haben, dann sind wir auf dem richtigen Weg. Selbstliebe hat allerdings nichts mit Selbstverliebtheit zu tun. Erstere kommt vom Herzen, Letztere vom Verstand.

Der französische Theologe und Philosoph Teilhard de Chardin (1881-1955) bezeichnet den Elektromagnetismus auch als die Kraft der Liebe. Er stellte fest, dass es die Liebe als Grundlage der Anziehung ist, die unsere Zellen und unseren Körper bildet. Auf jeder Ebene des erweiterten Bewusstseins findet eine Synthese statt, und daraus entsteht Einheit, also Liebe.

Wir werden immer wieder gefragt: „Wie soll ich mich einem Menschen gegenüber verhalten, der sich mir gegenüber ungut verhält?" Die Antwort lautet: Gehen Sie wenn möglich immer den Weg der Liebe, ohne zu verurteilen oder gar zu verdammen. Es ist hilfreich zu erkennen, dass dieser Mensch in seinem Innersten in Wirklichkeit genauso die Liebe sucht wie Sie auch. Letztlich bringt nur Liebe die Kraft auf, Negatives in Positives und Niederes in Höheres umzuwandeln. Doch natürlich ist es eine große und wichtige Herausforderung, jemandem, der uns in irgendeiner Weise schadet, mit wahrer, bedingungsloser Liebe entgegenzutreten.

Aber wenn es Ihnen gelingt, in der Liebe zu bleiben, werden Sie über kurz oder lang erleben, wie der Betreffende von seinem unguten Verhalten ablässt. Das Prinzip ist ganz einfach: Wenn er sich seiner Negativität entledigt, dann ist da zunächst eine Art Vakuum in ihm. Und dieses Vakuum strebt danach, wieder etwas aufzunehmen. Womit auch die Wahl zwischen dem Guten und dem Unguten besteht. In diesem Augenblick haben Sie die Chance, ihm Gutes, nämlich Ihre bedingungslose Liebe, zu geben. Die Negativität ist mächtig in ihrer Wirkung, doch die Liebe ist allmächtig und führt immer zur Umkehr – zum Guten. Hartnäckigkeit zahlt sich auch in diesem Fall aus.

Liebe ist auch die stärkste Antriebskraft für unseren Willen. Der wiederum ist notwendig, um gesund zu werden. Ihr Wille entscheidet auch, ob Sie etwas Negatives annehmen oder sich vom Negativen fernhalten bzw. trennen. Etwas Negatives abzuwehren oder abzulehnen, geschieht einfach durch eine geistig, also innerlich, ausgesprochene Weisung, etwa: „Stopp, das möchte ich nicht." Damit weisen wir das, was wir nicht haben möchten, energisch ab und das Universum reagiert prompt darauf.

Wie oft nehmen wir etwas an und damit geistig in uns auf, obwohl wir es eigentlich nicht möchten, wie oft finden wir uns mit Dingen ab, die uns vorgesetzt werden! Doch es wäre falsch, dafür das Schicksal verantwortlich zu machen. Denn *wir* erschaffen unser Schicksal in jedem Moment selbst. Unter dem Einfluss von Liebe kann der starke Wille *fast alles* vollbringen.

Hier ein Beispiel dafür, wozu unser Wille fähig ist. Wissenschaftler in der ehemaligen Sowjetunion haben die elektromagnetische Strahlung (Bioplasma) untersucht, die der Körper abgibt, berichtet Marilyn Ferguson in ihrem Buch *Die Revolution der Gehirnforschung* (Olten: Walter Verlag, 1981). In dieser Forschung ging es hauptsächlich um die Wirkung verschiedener Reize auf die Strahlung, die unser Körper abgibt. Dabei fand man heraus, dass biochemische Stoffe wie zum Beispiel Adrenalin die geringste Wirkung auf die Strahlung des Körpers zeigten. Bei der Massage der Akupunkturpunkte war die Wirkung schon größer. Noch größer war sie bei elektrischer Stimulation und Bestrahlung mit mildem Laserlicht. Am stärksten aber – das sah man deutlich an den Veränderungen im Bioplasma – wirkte sich der menschliche Wille aus. Wenn der Proband seine Gedanken ganz ruhig auf einen bestimmten Teil des Körpers richtete, zeigte das Bioplasma dort entsprechend stärkere Veränderungen als bei den anderen Methoden. Das ist die offizielle Erläuterung über diese Forschung.

3. Die Heilkraft der Vis vitalis (Lebenskraft)

Jeder Mensch kann sich mithilfe der Lebenskraft (Vis vitalis) jederzeit, überall und außerdem kostenlos mit Energie zum Erreichen seiner Gesundheit oder auch nur vorbeugend versorgen. Denn diese lebenserhaltende Kraft ist immer und überall vorhanden und hat das für uns parat, was wichtig ist, um wieder in den eigentlichen Fluss des Lebens zu gelangen. Auch als *göttliche Kraft* bezeichnet, hat sie alles, was der Mensch braucht. Wir sollten uns bewusst für sie öffnen, um uns mit ihr zu verbinden.

Tag für Tag verbrauchen wir Energie – in der Arbeit, im Haushalt, mit der Familie usw. Betrachten Sie Ihren Körper wie eine Art Akku, der sich durch das, was Sie tun, nach und nach bis zu einem gewissen Grad entleert. Indem wir unserem Körper Nahrung zuführen und ihm Schlaf geben, füllen wir einen Teil der Reserven wieder auf. Einen weiteren Anteil holen wir uns selbst, jedoch unbewusst, aus dem Energiefeld, das uns umgibt. Das allein reicht noch nicht, schon gar nicht, wenn wir vor großen Herausforderungen im Leben stehen, etwa durch Stress, Krankheiten, Krisen oder große Veränderungen. In solchen Situationen brauchen wir mehr von dieser Lebenskraft. Auch bestimmte Umstände und bestimmte Menschen können uns Energie „rauben". Zu den größten Energieräubern zählen übrigens all die Dinge, die wir ungern tun.

„Wir sind primär nicht Kalorienfresser, auch nicht Fleischfresser, Vegetarier oder Allesfresser, sondern Ordnungsräuber und Lichtsauger." Ein Zitat des Wissenschaftlers Prof. Dr. Fritz-Albert Popp.

Die Vis vitalis schenkt uns all die notwendige Energie, um unseren Tag mit einem guten Gefühl und der nötigen Kraft zu bewältigen. Das heißt auch, dass alles im Leben eine Frage von Energie und deren Zustand ist. Zu wenig Lebenskraft bedeutet für den Körper Stress und Stress wiederum ist eine der größten Ursachen für Krankheiten und Belastungen. Viele Menschen tun das ab und sagen, sie seien nervös, doch Nervosität führt immer auf Energielosigkeit zurück.

Die Vis vitalis zählt zu den Hauptnahrungsquellen für Körper, Geist und Seele. Die meisten Menschen identifizieren sich mit ihrem physischen Körper und gehen entsprechend davon aus, dass er von fester Nahrung erhalten wird. Wenn wir schon bei fester Nahrung sind, hier unsere Meinung dazu: Unsere Nahrung sollte unsere Medizin sein und unsere Medizin unsere Nahrung. Dabei übersehen sie, dass die wichtigste Quelle für die Erhaltung unseres Körpers lebenserhaltende subtile Energie ist. Nichts kann einen menschlichen Körper wiederbeleben, wenn die Lebenskraft entwichen ist.

Wer sich über erforderliche konventionelle Heilmethoden hinaus auf die heilende Kraft des Geistes verlässt, gleichzeitig gute, das heißt die Gesundheit und das Wohlbefinden fördernde Lebensgewohnheiten pflegt, zweimal am Tag Ruhepausen einlegt und diese mit der Aufnahme von Lebenskraft verbindet, der wird radikale Veränderungen bemerken können.

Wie Sie die Vis vitalis aufnehmen, erfahren Sie im entsprechenden Kapitel darüber.

4. Die Heilkraft durch unsere Herzenergie

In der Bibel heißt es: „Die Liebe Gottes ist ausgegossen in unsere Herzen ..." Hätten Sie gewusst, dass das elektrische Feld unseres Herzens hundertmal stärker, das magnetische Feld sogar fünftausendmal stärker ist als das unseres Gehirns?! Das Herz ist die absolut stärkste Energiequelle in unserem Körper. Diese Herzenergie wirkt, wenn wir sie bewusst einsetzen, verstärkend und unterstützend für alle Arten von Heilanwendungen.

Alle großen Geistheiler beziehen diese liebevolle Energie in ihre Heilarbeit mit ein. Dabei wird über das Wahrnehmen des Herzens die Herzenergie in die Heilanwendung integriert. So untersuchte Drunvalo Melchizedek, unter anderem durch sein Buch *Die Blume des Lebens* bekannt geworden, in den Achtzigerjahren zusammen mit Kollegen das Frequenzspektrum der ausgehenden Energie von verschiedenen Geistheilern während ihrer Tätigkeit. Das Team fand heraus, dass alle Geistheiler in dem Moment, in dem sie Heilenergie an jemanden weitergaben, ihre ganze Aufmerksamkeit auf ein bestimmtes Energiezentrum in ihrem Körper richteten: nämlich auf das in der Mitte der Brust gelegene Energiezentrum, das sogenannte Herzchakra (Chakra bedeutet Energiewirbel). Dieses Energiezentrum hat, wie Melchizedek ausführt, die Fähigkeit, reine Liebe in Form von Energie auszusenden. Die so aus dem Herzen ausgehende liebevolle Energie ist mit daran beteiligt, dass blockierte Energie wieder in den Fluss kommt.

Der Arzt Dr. Otoman Zar Adusht Hanish (1844-1936) machte 1920 eine bahnbrechende Entdeckung: Er fand heraus, dass unser Herz nicht wie angenommen aus vier, sondern aus fünf Herzkammern besteht, die alle miteinander verbunden sind. Mit dem menschlichen Auge fast nicht sichtbar, bezeichnete er diese fünfte Herzkammer (im hinteren Teil der vierten Herzkammer) als Vakuum-Kammer, die auf keinen Fall, zum Beispiel bei einer Operation, beschädigt werden dürfe. Herzchirurgen kennen in der Regel diese wichtige Herzkammer. Dr. Hanish ging davon aus, dass in dieser fünften Herzkammer, die er mit einem stark vergrößernden Mikroskop untersuchte, der göttliche Funke sei und diese Kammer mit der Quelle der Schöpfung in Verbindung stehe. Auch der bekannte Autor Dr. Diethard Stelzl spricht darüber und bezeichnet die fünfte Herzkammer als „hot spot". In vielen alten Schriften und Überlieferungen gibt es Drunvalo Melchizedek zufolge Hinweise auf einen heiligen Ort im Herzen.

Es ist heute wissenschaftlich nachgewiesen (HeartMath Institute, Kalifornien), dass unser Herz ein intelligentes, mit circa vierzigtausend *Gehirn*zellen bestücktes Organ ist, das im regen Austausch mit unserem Gehirn und auch dem Rest unseres Körpers steht.

Um auf Dauer gesund und harmonisch zu leben, braucht es unter anderem eine liebevolle Verbindung zum eigenen Herzen.

Wie Sie die Herzenergie einsetzen, erfahren Sie im Kapitel über die Quantenheilung in der Praxis.

5. Die Heilkraft aus Dankbarkeit und Vergebung

„Dankbarkeit ist nicht nur die größte aller Tugenden, sondern auch die Mutter aller anderen."

Cicero Schriftsteller und Philosoph, der berühmteste Redner Roms
(106-43 v. Chr.)

Was du denkst, das bist oder wirst du! Was du dankend denkst, das schaffst oder mehrst du! Ein dankbarer Gedanke zum Himmel ist einer fernöstlichen Weisheit zufolge das vollkommenste Gebet. **Dankbarkeit** erzeugt eine kraftvolle Resonanz, die immer noch mehr anzieht, wenn man Gebrauch von ihr macht. Ein dankbarer Mensch erfährt automatisch Harmonie, sie erfüllt ihn und bringt ihn zurück in seine „Mitte", sein Herz. Das beeindruckendste Beispiel ist für uns in diesem Zusammenhang die bereits erwähnte Wasser-kristallfotografie des japanischen Parawissenschaftlers und Alternativmediziners Dr. Masaru Emoto. Er erforschte den Einfluss von Worten, Gedanken, Bildern, Musik und anderem auf die kristalline Struktur des Wassers. Gute Worte oder Gedanken sowie kraftvolle Bilder, wie zum Beispiel Bilder der Natur, beeinflussten die Ausrichtung der Wasserkristalle sehr positiv. Dankbarkeit und Liebe bildeten die schönste kristalline Struktur des Wassers. Wenn wir bedenken, dass unser Körper zu 70 bis 80 Prozent aus Wasser besteht, dann können wir ermessen, wie positiv sich Liebe und Dankbarkeit auf uns auswirken.

Allerdings geht es bei der Dankbarkeit nicht um ein dahingesagtes Dankeschön, sondern vielmehr um echte Wertschätzung und um die Erkenntnis, dass nichts im Leben selbstverständlich ist. Wer in seinem Leben tiefe Dankbarkeit empfindet, der bekommt diese nach dem Gesetz der Resonanz um ein Vielfaches auch wieder zurück. Dankbarkeit entsteht immer aus dem Gefühl, der Geschenke des Lebens und überhaupt dessen, was wir haben, würdig zu sein. Wenn sich Menschen in der Opferrolle fühlen, dann ist das so, weil sie sich entschieden haben, die Geschenke im Leben nicht als solche zu betrachten. Wenn wir hingegen meinen, keinen Grund zur Dankbarkeit zu haben, so entspringt dies aus einem Gefühl der Wertlosigkeit.

Ob wir dankbar sind oder nicht, das entscheidet jeder in jedem Moment selbst. Genauso wie jedem die Entscheidung obliegt, ob er das Leben als eine gewinnbringende oder als eine ungerechte Erfahrung sieht. Unsere Art, auf das Leben zu reagieren, wird ununterbrochen von unserer Wahrnehmung bestimmt. Alles, was uns begegnet, ist gut im Sinne unserer Entwicklung, auch wenn wir es zunächst vielleicht nicht erkennen und verstehen können. Im Universum geschieht nichts umsonst. Wir können immer etwas daraus lernen, daran wachsen und uns weiterentwickeln.

Es ist unsere Entscheidung, Dankbarkeit für all das zu empfinden, was unserem Vorankommen dient. Dinge dankbar anzunehmen, führt zu Harmonie, ist erhebend und ist übrigens die höchste Tugend; Dinge gering zu schätzen, führt uns zu Disharmonie und bewirkt das Gegenteil.

Gelebte Dankbarkeit hat sogar die Kraft, Angst zu transformieren. Und sie stärkt dadurch unser Immunsystem. Jeder kann sich relativ leicht von den positiven Auswirkungen der Dankbarkeit überzeugen. Machen Sie die Probe und zählen Sie, bevor Sie einschlafen oder bevor Sie aufstehen, auf, für was Sie alles dankbar sein können. Sie werden sich einfach besser fühlen und zugleich eine positivere Ausstrahlung entwickeln, die letztlich auch auf Ihre Umgebung positiv wirkt.

Bedenken Sie: Noch nie in der Geschichte der Menschheit gab es so viel materiellen Luxus wie heute: tägliches Essen, jegliche Art von Einkaufsmöglichkeiten, freie Arbeitsplatzwahl, ärztliche Versorgung, ein Dach über dem Kopf, Wohlstand auf vielen Ebenen. Grund genug, um dankbar zu sein! Viele haben es verlernt, dankbar zu sein, weil all das so selbstverständlich für uns geworden ist. Wann immer Ihnen nicht einfällt, wofür Sie dankbar sein können, denken Sie beispielsweise daran, dass uns immer fließendes Wasser zur Verfügung steht. Etwa 90 Prozent der Menschen auf dieser Erde haben dazu keinen Zugang.

Jeder Moment des Lebens bietet uns die Möglichkeit, etwas zu lernen und uns damit geistig weiterzuentwickeln. Dessen sollten wir uns immer in Dankbarkeit erinnern. Wir kommen nackt auf diese Erde und gehen nackt von ihr. Das Maß, in dem wir geistig fortschreiten, ist das Einzige, was wir mitnehmen werden, wenn wir die Erde wieder verlassen.

In engem Zusammenhang mit der Dankbarkeit steht die **Vergebung.** Es gibt ein höheres Gesetz des Karmas, das den Menschen als einziges Gesetz vom Ursache/Wirkungs-Prinzip befreit: Das ist *gelebte Vergebung.* Was für ein Geschenk! Vergebung ist ein weiterer Schritt, um in die Eigenverantwortung im Leben zu kommen. Wir alle standen schon einmal auf der anderen Seite der Gleichung, also in der Rolle desjenigen Menschen, der wütend und von Hass erfüllt jemand anderem gegenüber war.

Solange wir etwas nicht vergeben haben, blockieren wir unsere Energien. Blockierte Energie entsteht zum Beispiel durch Groll, Zorn, Ärger, Wut, Hass, Neid, Eifersucht etc.

Vergebung befreit uns davon und die Energie kann wieder in Fluss kommen. Zahlreiche Studien – etwa in den USA an der Duke University unter der Leitung von James Blumenthal und in England von dem Therapeuten Tim Laurence, Begründer des Hoffman Institute – belegen, dass es einen unmittelbaren Zusammenhang zwischen Schmerz, Vergebung und Gesundheit gibt. Ein Großteil der Krankheiten würde erst gar nicht entstehen, würden wir nur vergeben. Daher sollten wir es nicht zulassen, dass destruktive Energien wie die gerade erwähnten über eine längere Zeit auf uns einwirken.

Vergebungsarbeit ist in Amerika bereits eine anerkannte und sehr erfolgreiche Therapieform. Ein Beispiel ist das bekannte hawaiianische Vergebungsritual Ho'oponopono. Es ist die Anwendung der Bergpredigt von Jesus auf die Heilkunde. Ho'oponopono ist so beliebt geworden, dass es sich rasend schnell über die ganze Erde verbreitet. Es besteht aus vier Sätzen: „Ich vergebe dir" (Es geht um den Willen, allen Beteiligten zu vergeben). „Ich bitte um Verzeihung" (Mitgefühl mit uns und mit allen anderen, die Dinge zu fühlen, wie sie sind, um sie dann zu transformieren). „Ich liebe dich" (Liebe ist völlige Freiheit von jedem Urteil. Liebe verwandelt alles, was sie berührt). „Danke und so sei es" (Dankbarkeit für alles, was auf Erden existiert). Jeder Satz, der gesprochen wird, bezieht sich auf alle Beteiligten. Das Ritual sollte mit echter Hingabe und echter Reue mehrmalig gesprochen werden. Unser Unterbewusstsein kann nicht unterscheiden zwischen Innen und Außen. Somit heißt zum Beispiel „Ich verzeihe dir" immer auch „Ich verzeihe mir". Dieses Vergebungsritual ist jederzeit und überall einsetzbar. Man kann es nur für sich allein und im Stillen praktizieren.

Jede Erinnerung an ein ungutes Geschehen kann auch wieder ungute Gefühle auslösen, und das wiederum hat einen beträchtlichen Einfluss auf unsere Gesundheit. Da ein Geschehen, ob positiver oder negativer Art, immer auch in unserem Unterbewusstsein aufgezeichnet wird, ergibt es Sinn, belastende Gefühle durch Vergebung zu transformieren. Denken Sie daran, wir leben zu 95 Prozent aus unserem Unterbewusstsein.

Mit Vergessen oder Darüber-Hinwegsehen hat Vergebung jedoch nichts zu tun. Doch wenn wir wirklich vergeben, dann braucht uns ein Geschehen nicht mehr zu quälen. Wir werden dann auch seltener daran denken, und wenn, dann unberührt von negativen Gefühlen.

Der Vergebung sollte möglichst immer auch eine Klärung der Situation vorausgehen. Das bedeutet, die eigenen Verfehlungen bzw. den eigenen Anteil an der Situation zu erkennen. Nur so kann man etwas daraus lernen und dafür Sorge tragen, dass sich dasselbe in der Zukunft nicht wiederholt.

Wenn wir negative Emotionen anderen gegenüber hegen, schaden wir uns in erster Linie selbst. Denn unser Unterbewusstsein nimmt vor allem zur Kenntnis, dass da negative Emotionen sind, und es fragt nicht, ob diese gegen einen Menschen gerichtet sind, der uns wer weiß was angetan hat. Mit anderen Worten, das, was wir für andere empfinden, wirkt zu 100 Prozent erst einmal auf uns. So bestrafen wir uns im Grunde nur selbst.

Vergebung ist die einzige Möglichkeit, um aus dieser Erfahrung von Schmerz und Leid herauszukommen, wobei jedoch der Schmerz und das Leid nicht da wären, wenn es nicht in Ordnung wäre, weil wir darüber immer auch wichtige Erfahrungen machen und Erkenntnisse erlangen.

Bei der Vergebungsarbeit geht es um nichts anderes, als darum, sich den eigenen Anteil in sich selbst zu vergeben. Es geht hier nicht um das Thema Schuld oder Ähnliches – die einzige Schuld resultiert immer daraus, dass wir uns vom Guten (Gott) abgewendet haben. Dann erst entsteht Schuld. Wir sollten von Gedanken in der Vergangenheit, die wir hegen, in die Gegenwart gehen. Leben im Hier und Jetzt erlöst uns von jeglichen Schuldfragen und den daraus resultierenden Emotionen wie Wut, Hass und so weiter, weil wir uns dann eben nicht mehr mit der Vergangenheit beschäftigen.

Im Grunde sollen wir in erster Linie uns selbst vergeben, denn alles im Außen Erlebte ist nach dem hermetischen Gesetz immer eine Spiegelung dessen, was in unserem Inneren geschieht. Unsere Mitmenschen – bzw. das, was uns im Negativen wie im Positiven an ihnen berührt – spiegeln uns unsere eigenen Gefühle wider. Dieses Phänomen nennt man das Spiegelgesetz. Es lässt sich immer und überall anwenden. Andere Menschen werden uns stets dabei helfen zu erkennen, was wir uns letztlich selbst zu vergeben haben. Der eigene Partner ist da der beste Lehrmeister in unserem Leben. Vergebung bringt blockierte Energie wieder zum Fließen, und dem folgt bekanntlich die Gesundheit.

Prüfen Sie von Zeit zu Zeit, ob Sie keine Feinde mehr haben und mit der Welt wirklich in Frieden und Harmonie sind. Übernehmen Sie die Verantwortung für alles, was Ihnen in Ihrem Leben begegnet, und wenn Sie sich in einer Situation oder Angelegenheit nicht wohl fühlen, dann vergeben Sie der Situation bzw. Angelegenheit, sich selbst und allen Beteiligten, und das Leben wird lebenswerter.

6. Die Heilkraft aus der Einhaltung spiritueller Gesetze und Prinzipien

So viele Menschen gehen auf Wegen, die ihnen doch nur Leid und Nöte bereiten! Aber für all diejenigen, die ihr Leben in Eigenverantwortung führen wollen, mit dem Ziel, gesund, glücklich und erfolgreich zu sein, führt kein Weg vorbei an der Beachtung und Einhaltung spiritueller Prinzipien:

- *Friedvolles und harmonisches Miteinander*
- *Wahrheit und Ehrlichkeit leben*
- *Aufrichtigkeit und Gerechtigkeit leben*
- *Liebe zu sich selbst und zu den Mitmenschen*
- *Alles lieben, was einem im Leben begegnet*
- *Gutes Denken, gutes Sprechen und gutes Tun*

Der Mensch ist nicht erschaffen worden, um allein zu leben. Wir alle sind Teil eines großen Ganzen. Damit das Zusammenleben funktioniert, sollte jeder diesen spirituellen Prinzipien folgen. Unser oberstes Ziel sollte immer das friedvolle, harmonische und liebevolle Miteinander sein.

Jeder sollte mit aller Kraft bei sich selbst anfangen, Gefühle wie Wut, Ärger, Hass, Neid, Eifersucht usw. zu überwinden, aber auch seinen Nächsten darin Unterstützung anbieten. Wer nach diesen Schöpfungsgesetzen lebt, lebt in Einklang mit seinen Mitmenschen. Das Leben hält Gesundheit, Freude, Glück, Liebe und

Harmonie für uns bereit, wenn wir es nur zulassen und diese Gesetze umsetzen und leben.

Wie wir wissen, ist die körperliche Gesundung für viele Menschen das Wichtigste. Doch noch viel wichtiger sind die Erkenntnisse, die wir durch die jahrtausendealten Lebensgesetze gewinnen, wenn wir uns für sie öffnen. Denn die Heilung, die *daraus* resultiert, ist eine Heilung für unsere innerste Essenz und für die Ewigkeit.

Wer die spirituellen Prinzipien kennt und sich danach richtet, kann sich viel Leid und die damit verbundenen Sorgen und Nöte ersparen.

Im Folgenden lernen Sie weitere für den Menschen wichtige geistige Prinzipien kennen:

Der Mensch, der Ihnen begegnet, ist immer der Richtige.

Das heißt, niemand tritt zufällig in unser Leben, alle Menschen, die für uns eine Bedeutung haben, stehen für etwas Bestimmtes. Sie sollen uns entweder etwas lehren oder uns etwas aufzeigen. Schenken Sie darum all diesen Menschen innerlich ein Lächeln und seien Sie ihnen dankbar dafür, dass Sie ihnen begegnen durften. Wie im Innen, so im Außen.

Das, was geschieht, ist das Einzige, was geschehen konnte.

Nichts, absolut nichts von dem, was uns geschieht, hätte anders sein können. Nicht einmal das unwichtigste Detail. Selbstvorwürfe nach dem Motto „Wenn ich das anders gemacht hätte, dann wäre alles besser gekommen!" bringen Sie in der Regel nicht weiter. Was geschehen ist, musste geschehen, damit wir unsere Lektionen lernen, um uns zu entwickeln. So gesehen ist wirklich alles, was uns im Leben widerfährt, absolut perfekt, auch wenn unser Verstand oder unser Ego sich dem widersetzt und das nicht akzeptiert. Wenn wir das verstehen, dann brauchen wir nicht mehr über uns oder andere zu urteilen und wir brauchen auch keine Angst mehr zu haben. Daraus folgt: Wir können in unserem Leben nichts falsch machen.

Jeder Moment, in dem etwas beginnt, ist der richtige Moment.

Alles beginnt genau zum richtigen Zeitpunkt, nicht früher und nicht später. Wenn wir bereit sind, dass etwas Neues in unserem Leben geschieht, ist es schon da, um zu beginnen. So gesehen bedeutet Geduld zu haben immer auch: Ich glaube. Mangelnde Geduld dagegen bedeutet fehlender Glaube.

Was zu Ende ist, ist zu Ende.

Wenn etwas in unserem Leben endet, dient das unserem Fortschritt. Deshalb ist es besser, loszulassen von Dingen, deren Zeit vorbei ist, damit wir uns weiterentwickeln können – und damit wir nicht unsere Energie blockieren, sondern im Fluss (Flow) bleiben. So bauen wir immer wieder da auf, wo wir aufgehört haben, und es dient am Ende unserem Fortschritt.

7. Die Heilkraft von Vertrauen und Glauben an das Gute

Als ich mich selbst zu lieben begann, habe ich verstanden, dass ich immer und bei jeder Gelegenheit zur richtigen Zeit am richtigen Ort bin und dass alles, was geschieht, richtig ist – von da an konnte ich ruhig sein. Heute weiß ich: Das nennt man VERTRAUEN.

Charlie Chaplin), britischer Komiker, Schauspieler und Regisseur
(1889-1977)

Genauso wie uns der Glaube an das Böse, das Negative und das Ungute belastet und krank macht, kann der unbeirrbare Glaube an das Gute uns zur Gesundheit führen.

Unsere Sicht der Dinge erschafft unsere Realität. Wenn wir glauben, die Welt sei ein schlimmer Ort, werden wir Schlimmes in der Welt erfahren, und das Schlimme, das wir erleben, wird unseren Glauben, dass die Welt ein schlimmer Ort sei, festigen. Und genauso verhält es sich umgekehrt, wenn wir glauben, die Welt sei ein friedlicher Ort.

Vertrauen ist die auf Intuition beruhende Fähigkeit, sich Anbahnendes vorauszuempfinden und es vorauszugestalten durch die in uns entstehende Kraft des Vertrauens. Diese Kraft wird zunehmend wirksamer, je bewusster, freudiger und willensstärker wir im Vertrauen sind.

Vertrauen ist ein Glaube, der nicht auf Beweisen beruht. Hier geht es nicht um scheinbar unwiderlegbare Fakten, und genauso wenig geht es um Ahnen, Hoffen oder Wünschen. Wenn wir (noch) nicht wirklich vertrauen können, dann sollten wir dieser Fähigkeit, die in jedem von uns angelegt ist, unsere ganze Aufmerksamkeit schenken, damit sie sich entwickeln kann.

Solange wir den Glauben an das Gute jedoch nicht auch empfinden, es im Herzen spüren und eine höhere Macht damit in Verbindung bringen, wird er wenig Wirkung haben. Der Mensch allein ist meist zu schwach, um eine Veränderung aus sich selbst heraus, ohne Hilfe, herbeizuführen. Ganz anders ist es hingegen, mit der Schöpferkraft verbunden zu sein, der wir unser vollstes

Vertrauen entgegenbringen können. Dann erst können wir diese liebevolle Kraft aufnehmen und in unser Leben einfließen lassen, das heißt: Die Schöpferkraft hat dann die Möglichkeit, zu helfen und zu heilen.

Wenn der Glaube an ein wirkstofffreies Medikament (Placebo) so heilkräftig ist, wie es bereits beschrieben wurde, dann muss doch der Glaube an eine höhere Macht und deren Kräfte erst recht Heilung möglich machen! Das wiederum bedeutet, dass letztlich das Göttliche und dessen Kraft das ist, was heilt. Glauben wir hingegen, dass Krankheit etwas Unausweichliches, ja vielleicht sogar göttliche Absicht ist, so wird sich dies dementsprechend abbauend auf uns auswirken.

Einige werden sich jetzt fragen: „Wenn die Gesundheit dem Willen Gottes entspricht, warum werden dann nicht alle Menschen durch Glauben und Vertrauen gesund?" Die Antwort lautet: Wenn unser Vertrauen und der Glaube an das Gute, an die Heilung nicht stark genug sind, reicht das für eine positive Veränderung meist nicht aus, es erzeugt dann zu wenig Kraft für eine echte Veränderung.

Dass Glaube und Vertrauen zu Gesundung führen können, ist für viele nichts Neues. Aber dass auch der Glaube eines anderen Menschen positive Auswirkungen auf einen belasteten Menschen haben kann, ist den meisten nicht bewusst. Dabei gab es schon viele solche Fälle, sogar da, wo ein Kranker selbst kein Licht mehr am Horizont sah.

Auch in anderer Hinsicht ist dieses Prinzip wirksam: Halten wir zum Beispiel einen Menschen, der sich anderen gegenüber ungut verhält, lange genug für einen guten Menschen – Bedingung ist immer der starke, unbeirrbare Glaube –, so sind das die besten Voraussetzungen dafür, dass er sich entsprechend verändert. Glauben wir lange und intensiv daran, dass unsere Kinder alles erreichen können, so stellen wir ihnen die richtigen Weichen dafür.

Die Evangelien legen uns nahe, wir sollten Vertrauen haben in Gott und fest an ihn glauben. Wenn wir das tun, dann erhalten wir Hilfe und Heilung. Und je mehr wir glauben und vertrauen, umso mehr kann Gott uns helfen und Heilung zukommen lassen. So sprachen auch viele Weise und Mystiker darüber. Zusammengefasst würde hier ein kraftvoller Satz entstehen: „Glaube und vertraue, es hilft, es heilt die göttliche Kraft." Daraus resultiert: „Gottverbundenheit ist alles." Mehr wollte Jesus vor 2000 Jahren auch nicht.

Nicht wir wirken durch unser Vertrauen und den Glauben an das Gute, sondern die Schöpferkraft wirkt in uns und durch uns.

Teil 4

Praktische Anwendung

Quantenheilung
Von der 2-Punkt- zur 3-Punkt-Methode

„Die Menschheit steht im Begriff, sich der Heilkräfte des Geistes bewusster als in früheren Zeiten zu bedienen. Dabei steht sie erst am Anfang einer neuen spirituellen Therapie, die einmal mehr Praktiker und Anhänger zählen wird als alle übrigen Heilweisen zusammen."

Prentice Mulford Journalist, Philosoph und Schriftsteller (1834-1891)

Die Bewusstseinstransformations-Methode Quantenheilung zeigt uns, wie Heilung durch Bewusstsein in der reinsten Form funktioniert. Die Quantenheilung gründet auf jahrtausendealtem Wissen darüber, wie Heilung über den Geist funktionieren kann. Durch diese wunderbare Methode ist es uns möglich, eine ordnende und harmonisierende Kraft umgehend nutzbar zu machen und somit bewusst eine neue Realität für uns zu erschaffen. Das tun wir schon ein Leben lang, jedoch meist unbewusst.

Gerät das Bewusstseinsfeld des Menschen in Disharmonie, so erkrankt immer das gesamte System. Quantenheilung wirkt unmittelbar auf die Energie unseres Systems und harmonisiert sie und bringt sie wieder in einen geordneten Fluss. Sie setzt, wie wir annehmen, auf der Informationsebene an. Russische Bewusstseinsforscher bezeichnen diese auch als die Seelenebene. Quantenheilung bringt uns in einen Zustand des erweiterten Bewusstseins, in dem Dinge wahr werden können, die wir vorher nicht für möglich hielten. So drücken es die meisten unserer Kursteilnehmer aus.

Die größte Blockade, die verhindert, dass wir bekommen, was wir möchten, ist die eingeschränkte eigene Vorstellungskraft. Dass letztlich doch alles möglich ist und wir selbst zu allem imstande sind, wie es schon der Naturwissenschaftler Galileo Galilei (1564-1641) postulierte, zeigen uns die Erfahrungen mit der Quantenheilung in unserem Heilzentrum, aber auch in zig Seminaren, die wir in den letzten Jahren in den deutschsprachigen Ländern hielten.

Die Quantenphysik beschreibt die kleinste Einheit von Materie als Licht und Information. Wenn das so ist, dann sind es immer die fehlenden oder falschen Informationen in unserem Energie- und Informationssystem, die zu Funktionsverlusten und somit zu Disharmonie und Krankheit führen. Aus Sicht der Quantenphysik sind körperliche und psychische Belastungen lediglich Störungen, also Energieblockaden in unserem Energiesystem. Diese Blockaden lassen sich durch Bewusstseinsarbeit jedoch auch wieder verändern und transformieren.

Energie gibt es grundsätzlich nur in zwei Zustandsformen. Das heißt, wir sind gemäß den Erkenntnissen der neuen Physik gesund, wenn Energie im Fluss ist, und krank, wenn Energie blockiert ist. Die einfachste Methode, um blockierte Energie wieder zum Fließen zu bringen, ist unserer Meinung nach die nachweislich seit circa 3.000 Jahren und heute noch von indigenen Völkern, darunter den hawaiianischen „Kahunas", praktizierte 2-Punkt-Methode. Diese Methode transformiert Energieblockaden nur durch das bewusste Verbinden zweier miteinander in Verbindung stehender (korrespondierender) Punkte am Körper oder im Energiefeld des Menschen.

Die 2-Punkt-Methode ist ein wunderbares Bewusstseins-Werkzeug, um auf sanfte und natürliche Art die Selbstheilungskräfte und auch Harmonie zu aktivieren. Je öfter Sie diese Methode anwenden, desto schneller werden Sie Ihr Leben in allen Bereichen wieder in den Fluss bringen können. Die Gefahr einer Überdosierung gibt es nicht.

Alles in der materiellen Welt, ganz gleich, ob es sich um Gegenstände oder Lebewesen handelt, besitzt einen Bauplan, von den Quantenphysikern auch „Blaupause" genannt. Auch für uns Menschen gibt es so einen Bauplan. Bereits in der ersten Zelle sind sowohl der Bauplan als auch der Ablaufplan vorhanden. Diese Blaupause ist wie ein Computerprogramm von höchster Stelle, das wir durch das Anwenden der Bewusstseinstransformation in der Quantenheilung von einem Zustand der Unordnung und Disharmonie in eine Art Urzustand transformieren können. Wenn der Körper zur Selbstheilung fähig ist, und daran gibt es wohl keinen Zweifel, so ist da ein Programm da, das feststellt, was die Norm verlassen hat und wie es wieder in seine Mitte zurückkehren kann. Wir nennen das das Göttliche in uns.

Hier ein kleiner Auszug, wie die 2-Punkt-Methode, die wir lieber 3-Punkt-Methode nennen, um die Bedeutung des Herzens als dritten Punkt hervorzuheben, bei der Fremdanwendung funktioniert. Wir sprechen in dem Zusammenhang vom „Anwender" und vom „Empfänger". Bei der folgenden Beschreibung gehen wir davon aus, dass Sie der Anwender sind.

Für den Fall einer körperlichen Reaktion steht der Empfänger der Quantenheilung vor einem Stuhl oder mit geringem Abstand vor einer Wand. Wir fragen ihn – unser

Gegenüber – nach dem Thema, das er gern bearbeiten möchte (Gesundheit, Beruf, Partnerschaft, Beziehungen, Lebenssituation usw.). Lassen Sie es ihn nun im Geiste zu einer guten Absicht formulieren, so wie er es eben gern haben möchte. Er wird in der Regel nach der Anwendung das bestmögliche Ergebnis bekommen.

Zur Formulierung dieser Absicht versetzt er sich in die Lage, in der er sich befände, wenn das Gewünschte bereits eingetreten wäre. In den alten Evangelien werden wir aufgefordert, unseren ersehnten Wunsch dadurch zu verstärken, indem wir uns vorstellen, als ob dieser Wünsch bereits *wahr* geworden sei, denn dadurch entsteht schon ein Gefühl. Viele Menschen wissen gar nicht, dass es *nicht* verboten ist, einfach so zu tun (zu fühlen, zu sprechen, zu denken ...), als seien wir, zum Beispiel, gesund. Dieses Verhalten unterstützt den Prozess der Transformation enorm. Durch Untersuchungen zeigte sich, dass alleine durch den Satz „Ich bin gesund" Veränderungen im Körper geschehen.

Nun suchen Sie, der Anwender, intuitiv mit der einen Hand einen Punkt am Körper des Empfängers, ohne ihn jedoch direkt zu berühren (ein bis zwei Zentimeter Abstand), und spüren in diese Ihre Hand. Dann lassen Sie den zweiten Punkt intuitiv von Ihrer anderen Hand bestimmen (das kann nahe am Körper des Klienten sein oder aber mit ausgestrecktem Arm vor dem Körper) und spüren auch in diese Hand. Nun spüren Sie bitte in beide Hände gleichzeitig. Das ist wichtig. Bleiben Sie mit Ihrer Aufmerksamkeit ganz im gegenwärtigen Augenblick und lassen Sie möglichst keine Gedanken zu. Unterscheiden Sie zwischen Ihrem Ego-Bewusstsein und dem reinen Bewusstsein. Der Unterschied ist: Im Ego-Bewusstsein befindet man sich, wenn man etwas erwartet oder kontrollieren möchte. Im reinen Bewusstsein zu sein heißt, nichts tun, einfach geschehen lassen, ohne Erwartung und Kontrolle.

Um von der 2-Punkt- zur 3-Punkt-Methode zu kommen, stellen wir nun eine Verbindung zum dritten Punkt her, zu unserer Herzenergie, indem wir uns auf unser Herzchakra in der Mitte der Brust auf Herzhöhe konzentrieren, um so die größte Kraftquelle in uns mit in das Geschehen der Anwendung zu integrieren. Diese drei Punkte, also unsere beiden Hände am Körper des Klienten und unser Herzchakra, bilden zusammen eine Dreiecksverbindung, die wir gleichzeitig und fortlaufend während der Anwendung wahrnehmen und erspüren. Das machen Sie so lange, bis sich der daraus resultierende Impuls über den Körper des Klienten zum Ausdruck bringt, zum Beispiel durch Kribbeln, Zittern, Wärme- oder Kältegefühle, Bewegungen des Körpers oder Ähnliches.

Durch den Impuls, der der Quelle des reinen Bewusstseins entspringt, beginnt eine Veränderung im System des Empfängers. Dieser Impuls schafft die Möglichkeit, tiefgreifende und positive Veränderungen zu bewirken. Ordnung und Harmonisierung werden von einer Ebene gesteuert, auf die der Anwender keinerlei Einfluss hat. Das ist auch gut so, denn dann kann das geschehen, was geschehen soll. Das vegetative Nervensystem des Klienten beruhigt sich in der Regel und es stellt sich aufgrund dessen auch oft ein Gefühl von Leichtigkeit, Frieden oder auch Harmonie ein.

Schauen Sie während der Anwendung möglichst nicht gezielt auf einen Punkt und beobachten Sie auch nicht den Klienten, sondern richten Sie den Blick ins Leere, defokussieren Sie Ihren Blick.

Seien Sie während der Anwendung immer im Vertrauen, dass das, was sich sichtbar oder spürbar durch die Anwendung beim Klienten zum Ausdruck bringt, eine Reaktion der ordnenden Energie ist. Diese Ausdrucksformen unseres Körpers sind wiederum wichtige Zeichen, an denen unser Verstand misst, ob etwas geschieht. Deswegen sollte der Empfänger aufrecht stehen, weil er dann sofort jegliche Reaktion am oder im Körper bewusster wahrnehmen kann. Wenn er jedoch nicht stehen kann, ist die Anwendung natürlich auch im Sitzen oder im Liegen möglich.

Da ja alles aus Energie besteht, ist auch alles einem Bewusstseinsfeld zuzuordnen. So können wir mit der Quantenheilung weitere Themen wie zum Beispiel unsere Lebenssituation bearbeiten. Im Folgenden ein paar Beispiele.

Dazu halten Sie Ihre beiden Hände in den Raum – die Matrix – vor Ihren Körper und beginnen wieder mit dem Ablauf wie vorher beschrieben. Unter „Pointen" – vom englischen Ausdruck „two point method" – verstehen wir das Anwenden der 2-Punkt-Methode beziehungsweise der von uns weiterentwickelten 3-Punkt-Methode.

- „Pointen" Sie vorab das Essen, zum Beispiel in einem Restaurant, so dass es ein echter Gaumenschmaus wird.

- „Pointen" Sie vorab den Vortrag, den Sie halten sollen, so dass er perfekt wird und Sie in der Ruhe und Gelassenheit bleiben können.

- „Pointen" Sie vorab Ihre Ausdauer beim Sport, so dass Sie das Ergebnis erzielen, das Sie gern haben möchten.

- „Pointen" Sie vorab Ihren Urlaub, so dass er rund-um gelingen wird.

- „Pointen" Sie vorab eine gute Stimmung auf einer Party oder einer Veranstaltung, so dass es für Sie ein unvergessliches Erlebnis wird.

- „Pointen" Sie Harmonie in das Gespräch, bevor ein Meeting stattfindet.

- „Pointen" Sie vorab ein gutes Gelingen für ein Vor-haben.

- „Pointen" Sie vorab den richtigen Ausgang in einer Aufgabe oder Angelegenheit.

- „Pointen" Sie vorab ein gutes Timing Ihres Tages-ablaufes.

Mit dieser Methode haben wir die Möglichkeit, alles in unserem Leben bewusst so zu steuern, wie wir es gern möchten. Und nicht vergessen: zu niemandes Schaden und zum Wohle aller Beteiligten, denn erst dann können sich die Dinge wirklich realisieren.

Die Quantenheilung kann, wie schon gesagt, für alles in unserem Leben angewendet werden. Auch hinter unseren Lebensthemen wie Beruf, Finanzen, Beziehungen etc. stecken Bewusstseinsfelder, die bearbeitet werden können. Es gibt im Grunde keinen Bereich in unserem Leben, in dem wir die Quantenheilung nicht einsetzen können, und gerade das macht sie so interessant und beliebt.

Die Bewusstseinstransformation durch Quantenheilung haben wir als eine der einfachsten, schnellsten und effektivsten Methoden zur Realitätssteuerung kennen-gelernt. Diese Methode ist der beste Einstieg für alle

Menschen, die schnell und effizient eine positive und anhaltende Veränderung in ihren Lebensbereichen suchen, und das ohne lange und schwierige Abläufe und Vorgehensweisen. Sie ist für jeden Menschen erlernbar, und das innerhalb kürzester Zeit. Die einzige „Bedingung" ist: Offenheit für etwas völlig Neues.

Die Quantenheilung kann zur Selbstheilung, zur Fremdanwendung und zur Fernanwendung eingesetzt werden. Näheres zu Seminaren finden Sie auf den letzten Seiten.

Aufnahme von Vis vitalis (Lebenskraft)

„Ich wähle meinen Beruf, ich wähle, ob ich angestellt oder selbständig sein möchte, ich entscheide mich für oder gegen eine bestimmte Tätigkeit. Diese Wahlfreiheit kann mir niemand nehmen. Das bedeutet auch: aufhören zu klagen über Verhältnisse, die nicht immer so sind, wie ich sie mir wünsche. Verantwortung übernehmen für eine kreative Lebensgestaltung, die das Auf und Ab des Lebens bejaht und als Lerngelegenheit für sich nutzt. "

Dr. Reinhard Sprenger, Philosoph und Psychologe (geboren 1953)

Sich mit der Kraft der Schöpfung zu verbinden, ist für viele bis heute nicht nachzuvollziehen beziehungsweise praktizierbar. Wir haben uns so sehr von der Vorstellung abhängig gemacht, dass Energie ausschließlich aus materiellen Quellen kommt, dass wir nicht an eine kosmische Energiequelle glauben können, die unmittelbar auf den physischen und den nicht physischen Körper einwirkt. In diesem Kapitel geht es genau darum, sich mit der lebenserhaltenden kosmischen Kraft bewusst zu verbinden.

Lange Zeit hat man dem Menschen erzählt, er sei schwach, elend, arm und unfähig, sich selbst zu heilen. Dadurch hat man ihn jedoch erst recht von den heilenden Quellen ferngehalten. Zwei Forscher und anerkannte Kapazitäten der sowjetischen Wissenschaft, V. P. Kaznacheev und L. P. Mikhailova, stellten in zig Versuchen fest, dass Lebensenergie eine entscheidende Auswirkung auch auf Erreger haben kann. Wenn Krankheitserreger und Schadstoffe nicht nur rein stofflich, sondern über Schwingungen, das heißt energetisch, auf den Organismus einwirken, dann wird die Krankheitsabwehr des menschlichen Organismus eine Frage seiner Energie. Das heißt, der Körper benötigt, um ein starkes Selbstregulationssystem aufrechterhalten zu können, verstärkt Energie – Lebensenergie.

Allein durch Essen und Trinken – das macht laut Prof. Dr. med. Hegall Vollert gerade mal ein Drittel der Lebenskraftaufnahme aus, aber auch nur dann, wenn die Nahrung rein und unverfälscht ist – gelingt es jedoch nicht, die körperlichen Funktionen und die Gesundheit aufrechtzuerhalten. Das Beispiel eines gelähmten Menschen zeigt uns, dass es ihm, obwohl er genug essen und trinken kann, trotz ausreichender Nahrungsaufnahme und Schlaf nicht gelingt, seine Glieder wieder zu bewegen.

Im Neuen Testament heißt es: Der Mensch lebt nicht vom Brot allein. Dass der Mensch jedoch allein von Lichtenergie, also ohne feste Nahrung, leben kann, beweist unter anderem der Film: *Am Anfang war das Licht* von P. A. Straubinger. Letztlich muss sich der Mensch zwei Drittel der Lebenskraft aus dem Kosmos, also aus der Natur, holen. Einen Teil davon bekommen wir, wenn wir mindestens 20 bis 30 Minuten pro Tag in die Natur gehen, so eine Empfehlung von Paramahansa Yogananda (1893-1952), einem der bekanntesten Weisheitslehrer Indiens.

Wir stehen unser ganzes Leben lang im Spannungsfeld einer lebenserhaltenden Energieströmung. Aufgrund der Gewöhnung nehmen wir sie jedoch nicht mehr wahr. Es ist gut so, dass sich der Organismus diesen Kräften unbewusst anpassen kann. Durch bewusste Hinwendung an die Lebenskraft und den Wunsch nach verstärkter Aufnahme dieser Kraft fließen jedoch geistige und physikalisch-energetische Strömungen in stärkerem Maße als gewöhnlich in den Organismus des Menschen ein. Die Lebenskraft – eine lebenserhaltende Kraft, wie der Name schon sagt – brauchen wir, um gesund und fit zu bleiben und in Balance sein zu können. Vergleichen Sie Ihren Körper mit einem akkuähnlichen Zustand, das heißt, wir entladen uns und wir nehmen wieder Energie auf. Die Lebenskraft wird fortlaufend durch die Tätigkeit von Muskeln, Herz, Lunge, Zwerchfell etc., durch den Stoffwechsel, durch die chemischen Vorgänge im Körper und durch die Impulse der sensorisch-motorischen Nerven verausgabt. Außerdem wird eine große Menge an Lebensenergie für alle Denk-, Gefühls- und Willensvorgänge gebraucht, aber auch unsere Worte und überhaupt alles, was wir tun, kostet Energie. Angst erschöpft die Lebenskraft und gehört deshalb zu den schlimmsten Energieräubern. Allein zur Ruhe zu kommen, ist hilfreich, aber selbst das ist für viele Menschen heute schwer möglich.

Einige werden sich jetzt die Frage stellen, warum wir nicht mit der normalen „Ration" an Lebenskraft gut leben können, also ohne sie bewusst aufzunehmen? Wenn wir nach guten und friedvollen Geboten und Gesetzen leben, reicht es auch aus und wir können von dieser unbewusst aufgenommenen Energie unser Leben gut und gesund bestreiten. Sobald wir allerdings aus einer gewissen Ordnung und Harmonie herausfallen, benötigen wir mehr von dieser lebenserhaltenden Kraft. Auch negative Nachrichten und Informationen, die die meisten von uns täglich aufnehmen, sind mitverantwortlich dafür, wie wir uns fühlen, und kosten uns viel an Lebenskraft.

All diejenigen, die schon belastet oder krank sind, benötigen natürlich um einiges mehr von dieser Kraft, damit ihr Energielevel möglichst schnell wieder ausgeglichen wird und sie so die Belastung und Krankheit vertreiben können.

Der große Heiler Paracelsus nannte die Lebenskraft die göttliche Kraft, welche die Ordnung und Harmonie im Körper und im Geist erhält, soweit nicht falsches Denken und damit einhergehende negative Gefühle den inneren Kraftstrom fehlleiten oder gar blockieren.

Menschen, die den wahren Sinn des Lebens nicht finden und ihn ausschließlich in materiellen Dingen suchen, haben es in der Regel relativ schwer, auf Dauer gesund zu bleiben. Sie verbrauchen viel Lebenskraft. Das zeigt auch die hohe Rate der psychisch kranken Menschen in den Industrienationen. Menschen, die zum Beispiel eine Arbeit verrichten, die nichts mit ihrem Lebensplan zu tun hat, oder eine Beziehung führen, die sich nach Jahren immer noch nicht harmonisch anfühlt – auch sie verbrauchen sehr viel Lebenskraft. Viele Menschen werden mit den Anforderungen des Alltags heute nicht mehr fertig und leben an ihrer Bestimmung vorbei. Da bedarf es oft nur eines kleinen Anstoßes, um einen seelischen Zusammenbruch auszulösen. Das resultiert unserer Meinung nach aus der Kraft- und Energielosigkeit. Viele Menschen tun dies jedoch mit dem Hinweis ab, sie seien eben nervös. Dadurch bringen die Betroffenen kein wirkliches Verständnis auf für sich selbst. Tatsächlich wird ihr Körper ja immer wieder in Anspruch genommen, und dafür gibt er Energie ab, doch er wird nicht in die Lage versetzt, bewusst neue Kraft aufzunehmen.

Früher nahm man, wie wir von einer sehr alten weisen Frau erfahren haben, regelmäßig zweimal am Tag Lebenskraft auf. Wenn wir Ärzte der älteren Generation befragen, so kennen sie die Lebenskraft (Vis vitalis) noch aus ihrer Studienzeit. Leider wurde, wie manche berichteten, nicht näher auf dieses Thema eingegangen.

Auch in wissenschaftlichen Kreisen wird die Lebenskraft beschrieben. Im fernöstlichen Raum nennt man die Lebenskraftaufnahme auch Heilströmen, die Lebenskraft selbst ist in der alten chinesischen Medizin als „Qi" oder „Chi" bekannt, bei den indischen Weisen als Ur-Licht, „Prana", in Russland als Bioenergie. Aristoteles bezeichnet sie als „Entelechie". Viele Menschen haben, wenn sie bewusst Lebenskraft aufnehmen, ein Empfinden, als ob sie von einem angenehmen Kribbeln, Schauergefühl oder Ähnlichem durchströmt werden, das sie oft im und am ganzen Körper spüren. Häufig nehmen sie währenddessen auch ein Gefühl von Geborgenheit, Glückseligkeit oder Frieden wahr. Seien wir mal ehrlich: Wann hatten wir das zum letzten Mal? Die Vis vitalis verbindet uns wieder mit unserer eigentlichen Quelle.

Um diese Heilkraft aufzunehmen, gehen wir in einen Zustand, der nichts mit autogenem Training oder einer klassischen Meditation zu tun hat, sondern mit dem

Bewusstsein, kosmisch lebensspendende Kraft zu tanken. So wie wir zwei- bis dreimal am Tag feste Nahrung für unseren physischen Körper aufnehmen, gilt es eben auch, uns Nahrung in Form von geistiger Energie zuzuführen. So kann sich der Energielevel in unserem Körper wieder ausgleichen. Diese Kraft wirkt nach einiger Zeit der Aufnahme sehr harmonisierend auf Körper, Geist und Seele und hat somit auch eine positive Auswirkung auf alle Bereiche unseres Lebens. Auch das ist eine wunderbare „Hilfe zur Selbsthilfe"-Methode, die lange Zeit in Vergessenheit geraten war.

Hier eine Anleitung zur Aufnahme der Lebenskraft (Vis vitalis):

Sie nehmen am besten auf einer für Sie bequemen Sitzgelegenheit Platz, wenn möglich den Rücken frei, ohne sich anzulehnen, und halten den Oberkörper gerade und aufrecht. Der Kopf ist leicht erhoben. Die Beine bitte nicht überkreuzen, und sie sollten sich auch nicht berühren, sondern etwa hüftweit geöffnet sein. Die Hände legen Sie auf die Oberschenkel mit den Handflächen nach oben.

Bitten Sie nun innerlich um die Lebenskraft und legen Sie für den Moment der Kraftaufnahme all Ihre Sorgen und Nöte beiseite. Jetzt konzentrieren Sie sich ganz darauf, was in Ihrem Körper geschieht. Öffnen Sie sich dieser Kraft, indem Sie Ihr Herz öffnen – gehen Sie ins Gefühl –, und lassen Sie alles Störende in Ihrem Leben gedanklich los. Es ist nicht erforderlich, absolut gedankenfrei zu sein, aber es sollten zumindest gute Gedanken sein. Denken Sie also an etwas Schönes. Stellen Sie sich zum Beispiel vor, Sie seien auf einem Berggipfel oder am Meer –

das sind die kraftvollsten Orte auf Erden – oder einfach an einem schönen Platz in der Natur. Zwischendurch spüren Sie bitte immer wieder in Ihren Körper und nehmen wahr, was in und an ihm zum Ausdruck kommt und sich bemerkbar macht.

Wählen Sie für diese Übung einen möglichst ruhigen Ort, wo sie von niemandem gestört werden. Lassen Sie dazu im Hintergrund, eine für Sie stimmige Musik in leiser, angenehmer Lautstärke spielen. Wir empfehlen klassische Musik, denn sie eignet sich sehr gut, um die Energie im Raum zu heben und uns in eine geeignete Stimmung zu bringen. Es funktioniert natürlich auch ohne Musik. Zelebrieren Sie die Lebenskraftaufnahme in Achtsamkeit und Hingabe.

Nebenbei bemerkt: Man weiß heute auch von medizinischer Seite, dass Achtsamkeits-Meditationen dazu führen, dass wir uns danach gesünder fühlen. Stress verschwindet meist ganz. Geforscht wurde dazu am Massachusetts General Hospital im amerikanischen Boston.

Wir empfehlen Ihnen, diese Kraftaufnahme zweimal am Tag für mindestens zehn bis fünfzehn Minuten zu praktizieren – je länger, umso mehr Energie. Fortgeschrittene können dies auf zweimal am Tag 20 bis 30 Minuten steigern.

Dies ist eine einfache Art der Selbstheilung, und wir erleben beachtenswerte Erfolge allein durch die regelmäßige Aufnahme von Lebenskraft. Und natürlich ist sie auch eine wunderbare Möglichkeit, um vorbeugend etwas zu tun.

Führen Sie diese Kraftaufnahme ca. sechs bis acht Wochen lang regelmäßig zweimal am Tag in der gewünschten Länge durch, dann setzen Sie für ungefähr eine Woche aus. Stellen Sie für sich persönlich fest, was genau den Unterschied ausmacht. Jedoch gibt es auch da keine Garantie, dass die Aufnahme nach einer gewissen Zeit Heilung verspricht, da jeder Mensch ein Individuum ist und andere Erfahrungen im Leben gemacht hat.

Hier ein kleiner Ausschnitt von Heilerfolgen bei Menschen, die regelmäßig die Vis vitalis aufgenommen haben und dies auch weiterhin tun:

Ein Klient berichtete uns, nachdem er einige Monate lang die Aufnahme von Lebenskraft praktiziert habe, seine starken Ängste und seine angstmachenden Gedanken seien verschwunden, er fühle sich wesentlich ruhiger und entspannter.

Ein weiterer Klient berichtete von seiner Erfahrung mit der Vis vitalis, bevor er zu einem wichtigen Geschäftstermin nach Fukushima (Japan) musste, das nach der Nuklearkatastrophe von 2011 immer noch stark mit Radioaktivität belastet ist, was ihm große Ängste bereitete. Er führte vier Wochen vorher und dann weiterhin regelmäßig die Aufnahme von Lebenskraft durch. Nach seiner Reise ließ er sich mehrmals mit einem Gerät messen, das radioaktive Strahlen feststellt. Es hatte keine erhöhten Werte angezeigt. Daraufhin besorgte er sich zu seiner Sicherheit noch ein zweites Gerät, das aber lediglich die gute Botschaft des ersten Geräts bestätigte.

Ein Landwirt berichtete uns nach einem Jahr der regelmäßigen Lebenskraftaufnahme, dass er sich körperlich und seelisch vollkommen regeneriert habe.

Zuvor hatte ihn sein Arzt wegen starker Abnutzungserscheinungen an allen Gelenken aufgefordert, vorzeitig in Rente zu gehen. Auch die daraus entstandene Depression war nach diesem Jahr vollkommen verschwunden. Er konnte also seiner Arbeit weiterhin ohne jegliche Beschwerden nachgehen.

Wenn diese Art der Kraftaufnahme zu so wunderbaren Ergebnissen imstande ist, kann man eigentlich nur von einer *göttlichen* Kraft sprechen. Diese Art der Selbstheilung ist auch für Menschen geeignet, die sich mit anderen Methoden schwertun.

Die Aufnahme von Vis vitalis kann zur Selbstheilung und zur Fernanwendung eingesetzt werden. Hinweise zu Seminaren in Verbindung mit der Quantenheilung und der Heilerausbildung finden Sie am Ende dieses Buches.

Geistiges Heilen durch Handauflegen

„Gott suchen, Gott finden, Gott erkennen und sich mit Gott verbinden, das ist die wichtigste Lebensaufgabe jedes Menschenkindes hier auf dieser Erde."

Lebensweisheit von Meistern aus dem fernen Osten

Ein Geistheiler stellt sich dabei als Kanal zur Verfügung und überträgt eine höhere ordnende Kraft auf den hilfesuchenden Menschen. Er legt die Hände mit oder ohne Berührung beim Klienten auf und gibt die Heilenergie an diesen weiter. Die Energie ist in ihrer Wirkung immer ganzheitlich, das heißt, sie wirkt auf allen Ebenen. Heilung auf geistigem Weg läuft ja über die

Schnittstellen zwischen Seele und Körper. Sie zielt darauf ab, die Selbstheilungskräfte des Heilungssuchenden zu aktivieren, zu stärken und somit seine Genesung einzuleiten. Diese Anwendungen treten in keiner Weise in Konkurrenz zu den Behandlungen von Ärzten und Heilpraktikern. Wir verstehen diese Energiearbeit als wertvolle Ergänzung zur Wissenschafts- und Naturheilmedizin und sehen sie als Bereicherung im Spektrum unseres Gesundheitswesens.

Die Arbeit in unserem Heilzentrum mit der Geistheilung durch Handauflegen, der Quantenheilung, der Aufnahme von Lebenskraft (Vis vitalis) und der Zusammenarbeit mit Ärzten, Heilpraktikern und Therapeuten, die von uns ausgebildet wurden, ermöglicht es uns, ganzheitlich vorzugehen, das heißt, den Menschen als ganzheitliches Wesen, unter Einbindung seines Umfeldes, zu betreuen.

Ziel der geistigen Heilung durch Handauflegen ist es, Harmonie und Gleichgewicht im Energiesystem wiederherzustellen, wodurch optimale Bedingungen geschaffen werden, um die natürliche Tendenz des Körpers zur Selbstheilung zu fördern.

Um Ihnen geistiges Heilen nach der Vorgehensweise englischer Heiler, in der wir ausgebildet wurden, zu vermitteln – diese Art der Heilung ist als Heilmethode in bestimmten Krankenhäusern und Kliniken in über 30 Ländern anerkannt –, reichen keinesfalls einige wenige Seiten in diesem Buch aus. Das Wichtigste bei der geistigen Heilarbeit dieser Art ist das Erleben selbst. Nichts geht über die praktische Erfahrung. Um Ihnen dieses Wissen mit allen wichtigen Aspekten vorbildlich zu vermitteln, ist es empfehlenswert, sich einer mehrtägigen Ausbildung zu unterziehen, die wir mehrmals im Jahr in den deutschsprachigen Ländern anbieten. Unsere Heilakademie bildet Sie nach den Richtlinien und dem Verhaltenskodex der englischen Heiler aus. Jeder, der für dieses Thema offen ist, ist in der Lage, Geistheilung zu erlernen und an andere Menschen weiter zu geben. Geistheilung ist übrigens seit 2004 in Deutschland als alternative Heilmethode gesetzlich anerkannt.

Im folgenden Kapitel beantworten wir Fragen zum Thema Geistheilung (durch Handauflegen), die wir häufig gestellt bekommen.

Die geistige Heilung kann zur Selbstheilung, zur Fremdanwendung und zur Fernanwendung eingesetzt werden. Näheres zu Ausbildungen finden Sie auf den letzten Seiten dieses Buchs.

Fragen & Antworten zum Thema Geistheilung durch Handauflegen

Frage: Wie viele Sitzungen brauche ich bei einem spirituellen Heiler, bis es zu einer Besserung kommt?

Antwort: Jeder Mensch reagiert anders, und manchmal hat man mehrere zusammenhängende Themen Schritt für Schritt zu bearbeiten. Es gibt keine feststehende Vorgehensweise und auch keine standardisierte Anzahl von Sitzungen, das ist bei jedem Menschen unterschiedlich. Unsere Erfahrung zeigt: Manchen ist schon mit zwei bis drei Sitzungen geholfen, andere brauchen mehr.

Frage: Kann ich Anwendungen durch Geistheilung bei allen Belastungen einsetzen?

Antwort: Generell können wir bei allen Belastungen mit der Geistheilung Hilfe und Unterstützung anbieten.

Frage: Was ist, wenn ich nicht an Geistheilung glaube?

Antwort: Es ist nicht notwendig, dass der Klient daran glaubt, aber natürlich sollte er Vertrauen zum Heiler haben, wie man es übrigens auch zum Arzt haben sollte, damit er helfen kann.

Frage: Kann ich geistiges Heilen auch bei Tieren anwenden?

Antwort: Ja, sie sind übrigens das beste Beispiel, dass geistiges Heilen nichts mit Suggestion oder Hypnose zu tun hat, von der wir uns auch ganz klar distanzieren.

Frage: Was tut man, wenn man nach mehreren Anwendungen keinerlei Veränderung feststellt?

Antwort: Fragen Sie sich, ob Sie wirklich bereit sind für eine echte Veränderung. Es kann auch durchaus möglich sein, dass es gerade nicht der richtige Zeitpunkt für eine Anwendung ist oder dass die innere Haltung zur geistigen Heilarbeit momentan zu negativ ist. Aber auch die geistige Heilarbeit hat ihre Grenzen, wie jede andere Heilkunst auch. Bedenken Sie, dass der Körper vom Gesetz des Karmas – dem Gesetz von Ursache und Wirkung – regiert wird. Die Heilung einer Krankheit hängt weitgehend von karmischen Voraussetzungen ab: von der Summe der Auswirkungen aller früheren Handlungen. Natürlich ist es auch wichtig, wie weit ein Mensch bereit ist, in seinem Leben überhaupt etwas zu verändern. Dann ist da noch der Faktor der aus der Belastung beziehungsweise aus der Krankheit gewonnenen Einsichten und Erkenntnisse. Echte Heilung kann oft erst geschehen, wenn man daraus Schlüsse und Konsequenzen zieht, so dass die der Krankheit zugrundeliegenden Gründe ihren Zweck praktisch erfüllt haben. Mit *echter Heilung* meinen wir entsprechend nicht nur das Verschwinden der Symptome, sondern die Transformation der Ursache.

Frage: Lässt sich die Geistheilung mit jeder anderen Heilmethode kombinieren?

Antwort: Wir empfehlen grundsätzlich, die Geistheilung nicht mit anderen Methoden zu mischen. Wenden Sie geistiges Heilen immer getrennt von anderen Methoden an. Die Anwendungen mit einer Methode sollten immer erst abgeschlossen sein, bevor Sie mit der nächsten beginnen.

Frage: Warum verlangt man eigentlich für die Kraft Gottes, also für geistiges Heilen, Geld? Ist das nicht unmoralisch?

Antwort: Ein ehrlicher Geistheiler sollte zuerst den Preis klar festlegen. Manche Geistheiler arbeiten auch auf Spendenbasis. Wenn jedoch jemand geistiges Heilen zu seinem Hauptberuf gemacht hat, dann ist es in Ordnung, wenn er für seine Leistungen ein Honorar verlangt, denn er muss ja damit seinen Lebensunterhalt bestreiten.

Frage: Ist es notwendig, dass ein Klient während der Anwendung oder im Nachhinein etwas spürt oder am Körper bemerkt?

Antwort: Nein, für das Ergebnis ist das absolut nicht relevant.

Frage: Ist geistiges Heilen bei jedem Menschen und unabhängig vom Alter zu praktizieren und zu empfehlen?

Antwort: Generell kann jeder, egal in welchem Alter, vom geistigen Heilen profitieren.

Frage: Muss ich durch das Anwenden der Geistheilung nie wieder zum Arzt?

Antwort: Die erste und letzte Anlaufstelle, wenn es um Ihre Gesundheit geht, sollte nach wie vor Ihr Arzt sein. Geistiges Heilen sollte immer unterstützend zur Schulmedizin angewendet werden. Mit der Arbeit eines Arztes hat Geistheilung absolut nichts zu tun.

Frage: Kann man mit Geistheilung etwas falsch machen?

Antwort: Nein, in erster Linie wirkt nicht der Geistheiler, sondern die Schöpferkraft. Der Geistheiler ist nur eine Art Vermittler oder, um es mit den Worten der englischen Heiler zu sagen, ein „Werkzeug" der göttlichen Kraft.

Frage: Warum wird der Mensch krank?

Antwort: Krankheit entsteht – abgesehen von Aspekten wie Bewegungsmangel, Ernährungsfehlern, Umwelteinflüssen und dem Zustand der eigenen Energie – hauptsächlich dann, wenn der Mensch die geistigen Gesetze und Prinzipien missachtet, also sich vom Guten, von der Liebe abwendet. Energieblockaden entstehen durch Negativität in vielerlei Hinsicht. Der entscheidende Faktor ist jedoch immer das Bewusstsein des Menschen, das sich an der guten Quelle, der Liebe, oder an der unguten Quelle, der Angst, orientieren kann. Alle anderen Emotionen zweigen entweder direkt oder indirekt von diesen beiden Quellen ab und bestimmen zum Großteil unsere Gesundheit. Wenn Menschen ihren Seelenplan nicht erfüllen und Angst vor Veränderung haben, kann sich auch das über den Körper zum Ausdruck bringen. Ein weiterer wichtiger Aspekt ist, die Wahrheit zu leben. Die Krankheit ist ein Signal unserer Seele, dass etwas in unserem Leben nicht in Ordnung ist. Symptome repräsentieren dabei bevorzugt „Fehler" in unserem Leben. Krankheiten sind das Ergebnis dessen, was sich über längere Zeit aufsummiert hat, wenn wir also die „Fehler" im Leben zu lange ignoriert haben, wie es auch Dr. Rüdiger Dahlke sehr schön in seinen Büchern beschreibt.

Frage: Warum kann ein kleines Kind schon Krankheiten an sich ziehen, wenn es doch noch zu jung ist, um die geistigen Gesetzen zu missachten.

Antwort: Unsere Antwort darauf ist, dass die Kinder für die Gedanken anderer, die um sie sind, sehr empfänglich sind und sich auch noch nicht zu schützen wissen. So nehmen sie oft die Furcht und die Negativität ihrer Eltern oder anderer nahestehender Menschen an, immer in der Absicht, ihnen damit zu helfen. Gleichzeitig leiden sie darunter. Jedoch wissen wir auch nicht, wie es mit den karmischen Dingen aus den Vorleben aussieht.

Frage: Wie kann es sein, dass es bei einem Menschen schnell geht und bei einem anderen vielleicht Monate oder Jahre braucht, bis sich etwas verändert oder gut wird?

Antwort: Es gibt verschiedene Faktoren, die da eine Rolle spielen. Bei manchen Menschen ist einfach noch ein Lernprozess erforderlich, um dann aus einem neuen Bewusstsein die Gesundheit mit den daraus gewonnenen

Erkenntnissen zu erlangen. Es geschieht nichts umsonst in unserem Leben, da alles vom Gesetz von Ursache und Wirkung abhängig ist. Bei anderen wiederum wird die Krankheit, meist unbewusst, als Mittel benutzt, um eine stärkere Aufmerksamkeit von ihren Mitmenschen zu bekommen. Im Endeffekt sind immer auch die innere Bereitschaft und der starke Wille zur Gesundheit maßgeblich beteiligt. Klienten haben zwar oft die gleichen Symptome, doch liegt diesen nicht automatisch die gleiche Ursache zugrunde.

Frage: Wie muss ich mir ein gesundes und heilsames Bewusstsein vorstellen, wie kann ich es praktizieren, also in die Tat umsetzen?

Antwort: Das Ganze ist in drei Begriffen zu erklären. Gutes Denken, gutes Sprechen und gutes Tun, mehr ist dazu nicht zu sagen. Dadurch verbinden wir uns mit der aufbauenden Kraftquelle, die Gesundheit nach sich zieht.

Frage: Arbeiten alle Heiler gut?

Antwort: Wie in allen anderen Berufen gibt es auch hier Menschen mit mehr und solche mit weniger trainierten oder entwickelten Fähigkeiten. Wir alle, und genauso Heiler, sind immer auch Lernende. Scharlatane gibt es leider in allen Berufen.

Frage: Können Heiler gefährlich sein?

Antwort: Ein Heiler kann nur dann gefährlich werden, wenn er behauptet, dass schulmedizinische Maßnahmen nicht mehr nötig seien, weil er diese ersetzen könne. Die Arbeit von ehrlichen und fähigen Heilern in England – hier gibt es einen 60-jährigen Erfahrungsschatz – an ca. 1.500 Krankenhäusern, aber auch in anderen Ländern zeigt, dass eine erfolgreiche Zusammenarbeit mit Ärzten im Sinne des Patienten möglich ist, dass also Körper, Geist und Seele ganzheitlich behandelt werden können. Auch da, wo für ein Gespräch nicht mehr die Zeit übrig ist und die nötige Zuwendung fehlt, können geistige Heiler mit ihrer Arbeit Abhilfe schaffen. Generell sollte man jedoch nicht alle Geistheiler in eine Schublade stecken. Der Erfolg eines Heilers ist der beste Leumund. Wer von anderen Menschen über die Erfolge eines Heilers hört, der ist in der Regel gut beraten.

Frage: Sind Heilungswunder möglich?

Antwort: Das, was wir für Wunder halten, ist ein Naturgesetz. Wenn wir die Erkenntnisse der Quantenphysik betrachten, dann ist es möglich, dass der Mensch durch sein Bewusstsein Energie verändern kann. Da nun alles Energie ist, wie die neue Physik uns erklärt, ist es also möglich, Energie jederzeit von einem blockierten Zustand in einen fließenden zu transformieren. Wir Menschen beschränken uns nur durch unsere eigene Vorstellungskraft. Das, was wir uns vorstellen können, wird möglich, das andere eben nicht. Das, was wir glauben, wird wahr. Es gibt unzählige Berichte von Heilungen auf geistigem Weg. Die jahrzehntelange Erfahrung der englischen Heiler zeigt uns zum Beispiel, dass es ein generelles „Unheilbar" nicht gibt.

Frage: Bei welchen Krankheiten sind Wunder möglich?

Antwort: Da der Geistheiler nicht heilt und das Ergebnis allein auf eine höhere Kraft zurückzuführen ist, der Geistheiler also nur Kanal für diese Kraft ist, ist es nicht voraussehbar, welche Krankheiten geheilt werden. Es gibt kein Rezept oder Konzept, was für eine Methode bei was für einer Krankheit bei welchen Menschen zum Erfolg führt. Wenn das so wäre, dann hätten wir den Stein der Weisen gefunden. Wir wissen nur, dass wir alle auf unserem Weg hier auf Erden etwas zu lernen haben. Auf diesem Weg werden wir immer von unserem Körper, der übrigens unser bester Signalgeber ist, zu verstehen bekommen, ob wir auf dem richtigen Weg sind oder ob wir von ihm abweichen. Unter dem richtigen Weg verstehen wir den guten, den göttlichen Weg, den Weg der Liebe. Alles andere führt in die Krankheit und in die Not, was sich, wie gesagt, in der Geschichte der Menschheit immer wieder gezeigt hat.

Frage: Was genau passiert mit einem Kranken bei einer Anwendung mit Geistheilung?

Antwort: Heilung auf geistigem Weg lässt sich bis heute nicht erklären. Die heilende Kraft, mit der der Geistheiler arbeitet, bringt sich bei jedem Menschen anders zum Ausdruck, da wir alle Individuen sind. Viele berichten von einem Wahrnehmen von Wärme und Kribbeln im Körper, auch von Gefühlen wie Geborgenheit, Frieden, Freude, Leichtigkeit und Zuversicht. Heilung geschieht immer aus uns selbst heraus, ein anderer ist immer nur eine Art Impulsgeber. Brenda Davies, berühmte Heilerin und Psychotherapeutin aus England, sagt: „Die Energie, die durch uns hindurchfließt, die wir bündeln, ist für mich göttlichen Ursprungs. Für mich ist es Universalenergie, denn sie durchdringt das ganze Universum. Wenn wir sie als Heiler weitergeben, aktivieren wir damit die Selbstheilungskräfte der Patienten."

Frage: Welchen Heilmethoden kann man trauen?

Antwort: Ein altes Prinzip, das sich schon bei Naturvölkern findet, lautet: Wirksamkeit ist das Maß der Wahrheit. Wahr ist, was wirkt bzw. funktioniert, egal ob es sein kann, darf oder nicht. Es kommt nicht auf die Methode an, sondern auf den Bewusstseinszustand des Geistheilers, also auf den Menschen, der sie anwendet, und mit was für einer Quelle er sich verbindet.

Frage: Ist alles nur Einbildung?

Antwort: Der „Placebo-Effekt" ist der beste Beweis für Heilung auf geistigem Weg, das heißt, wenn ein Mensch aufgrund der Einnahme einer Pille, die gar keinen Wirkstoff hat – was er nicht weiß –, gesund wird. Das Heilungsgeschehen bei Kleinkindern und Tieren zeigt jedoch auch, dass der Glaube bei Mensch und Tier nicht zwingend vorhanden sein muss.

Frage: Wie wichtig ist der Glaube und das Vertrauen an eine höhere Macht?

Antwort: „Glaube und vertraue, es hilft, es heilt die göttliche Kraft" – ein alter Satz, der aber nichts an Richtigkeit eingebüßt hat. Je mehr also der Mensch Glauben und Vertrauen aufbringen kann, umso mehr kann die göttliche Kraft helfen und heilen. Ein anderes Beispiel: Wenn Sie Ihrem Arzt das größtmögliche Vertrauen entgegenbringen, dann hat er auch die Möglichkeit, Ihnen besser zu helfen. Bei einem Placebo-Medikament – wie in der vorangehenden Frage erläutert – ist der Glaube im Endeffekt das Heilmittel.

Frage: Wie wichtig ist die Seele?

Die Seele bringt sich immer über den Körper zum Ausdruck, meist dann, wenn der Mensch nicht seinem vorbestimmten Lebensweg folgt.

Frage: Werden die Kosten für eine Geistheilung von den Krankenkassen übernommen?

In den deutschsprachigen Ländern bis heute nicht, soweit wir informiert sind. In England, wo das geistige Heilen seit 1985 anerkannt ist, werden die Kosten übernommen, wenn der behandelnde Arzt das verordnet.

Bleibender Erfolg – Was Sie tun können, um auf Dauer gesund zu bleiben

„Erinnert euch stets daran: Das Auftreten und die Entwicklung aller Übel des Körpers haben noch nie eine andere Quelle gehabt als die des negativen Ausfließens des Herzens der Menschen."

Lebensweisheit der Essener (Die Essener waren eine religiöse Gemeinschaft zur Zeit Jesu. Die Mutter von Jesus war beispielsweise Essenerin.)

Gerade beim Thema Heilung ist das Geistige die eigentliche Essenz und ausschlaggebend für den Erfolg.

Doch auch wenn man Hilfe und Heilung bekommen hat, gilt es, weiterhin die geistigen Regeln zu beachten. Wenn sich hingegen jemand von der guten Energie trennt oder sie in Zweifel zieht, so meist nicht, weil es ihm an Willen dazu fehlte, sondern einfach aus Mangel an Wissen und dem fehlenden Vertrauen in die spirituellen und energetischen Zusammenhänge und deren Auswirkung auch auf das Materielle. Auch Jesus machte den Geheilten bewusst, dass eine Heilung nicht die Gewähr mit einschließe, dass sie künftig von Krankheiten verschont würden.

Es gibt viele Erfolgsregeln auf dem Weg zu Harmonie und Gesundheit, aber nur wenige in Bezug auf die

Nachhaltigkeit. Daher hier, nach unserer Meinung, einige der wichtigsten geistigen Regeln, um Harmonie und Gesundheit zu bewahren:

- Übernehmen Sie die erforderliche Eigenverantwortung für Ihr Leben und vertrauen Sie auf Ihre Intuition, die Ihnen immer sagt, was für Sie richtig ist.

- Verwehren Sie sich entschlossen negativen Einflüssen und Meinungen negativer Menschen. Leider ist den meisten oft gar nicht bewusst, dass sie denjenigen, die Heilung suchen, mit negativen Äußerungen – wie etwa: „Das hält ja doch nicht lange an" – im Endeffekt schaden können. Am besten ist es, wenn Sie von Ihrer Wandlung zur Gesundheit und dem Weg, den Sie beschritten haben, nicht *allen* erzählen.

- Nehmen Sie die negative Meinung der anderen jedoch an, das heißt, schenken Sie dem Ganzen Glauben und Gehör, kann sich die alte Belastung durch die jetzt aufkommenden negativen Gedanken wieder zurückmanifestieren. Achten Sie daher auf Ihre Gedanken und die damit verbundenen Gefühle. Glauben und behalten Sie Ihre positiven Gedanken, egal, was Ihnen Ihr Umfeld signalisiert.

- Denken Sie daran: Was Sie geistig auf- und annehmen, das haben Sie. Würden Sie immer nur das Gute auf- und annehmen, hätten Sie auch nur Gutes in und an sich. Das hat nichts damit zu tun, dass Sie das Negative verdrängen sollen. Wenn Sie nur das Gute auf- und annehmen, geben Sie da Energie hinein und das Gute in der Welt kann wachsen und sich vermehren. Jeder kann so seinen

Anteil für das Gute in der Welt leisten. Das Negative wird so Zug um Zug, indem es weniger Energie bekommt, abnehmen. Dass sich Negativität bemerkbar macht, lässt sich hier auf Erden in der Polarität nicht vermeiden, aber Sie haben die Wahl, wem Sie Ihre Aufmerksamkeit schenken.

- Um Nachhaltigkeit in allen Lebensbereichen zu erzielen, ist es unter anderem wichtig, auf die eigene Ordnung zu achten. Wie soll sich Gesundheit auf Dauer manifestieren können, wenn andere Lebensbereiche wie Beruf, Finanzen, Beziehungen usw. nicht in der Ordnung und Harmonie sind? Wie gesagt: Alles ist mit allem verbunden, wie im Außen so auch in unserem Inneren (hermetisches Gesetz).

- Seien Sie möglichst oft im Augenblick, da herrscht die größte Kraft. Wie oft schwelgen wir mit den Gedanken in der Vergangenheit oder machen uns Sorgen um die Zukunft! Das zieht uns nur unnötig wichtige Lebensenergie ab. Eine passende Weisheit aus der indischen Philosophie lautet: „Das Gestern ist nichts als ein Traum und das Morgen nur eine Vision. Das Heute jedoch recht gelebt, macht jedes Gestern zu einem Traum voller Glück und jedes Morgen zu einer Vision voller Hoffnung. Darum achte gut auf diesen Tag!"

- Achten Sie selbst auf die kleinen Signale Ihres Körpers. Auch daraus kann sich eine Belastung oder gar Krankheit manifestieren, wenn wir sie lange genug ignorieren. Unser Körper ist immer der beste Signalgeber, wenn etwas nicht in der Ordnung ist. Darunter fallen natürlich auch unsere Gefühle.

Stellen Sie sich nach einem Signal des Körpers die Frage: Was ist nicht in Ordnung in meinem Leben.

- Wenn Sie sich nicht in Richtung Ihres Lebens- beziehungsweise Seelenplans bewegen, wird Ihre Seele Ihnen das in der Regel signalisieren. Wer solche Signale übergeht, wird auch eine bereits erfolgte Heilung auf Dauer meist nicht halten können. Eine Krankheit teilt uns immer mit, dass wir uns auf dem falschen Weg befinden. Also kehren Sie um und seien Sie bereit, etwas in Ihrem Leben zu verändern, am besten das, was Ihnen am meisten Kummer und Sorgen bereitet.

Vermeiden Sie es, sich mit der abbauenden Kraft zu verbinden. Schalten Sie das Denken an die Krankheit und jegliche Art von Negativität aus. Dazu gehören zum Beispiel Herrsch- und Streitsucht, Geiz, Habsucht, Gier, Machtgehabe, Groll, Furcht, Sorge, Eifersucht, Nicht-vergeben-Können, Zorn, Hass usw. Sie sind entscheidende Auslöser für all die Nöte und Leiden vieler Menschen.

Bewusstwerdung – im Sinne von: Man ist sich bewusst, wie die Dinge funktionieren und einen beeinflussen – und Eigenverantwortung schaffen die Basis für echte Nachhaltigkeit.

Nachwort

„Von der Art des Denkens hängt alles ab. Vom Denken geht alles aus, wird alles gelenkt und geschaffen. Wer schlecht redet oder handelt, dem folgt Leid wie das Rad den Hufen des Zugtieres."

Buddha (563-483 v. Chr.)

Die geistigen Heilmethoden, die wir auf den vorangegangenen Seiten vorgestellt haben, haben alle eines gemeinsam, nämlich die Mechanismen der Selbstregulation und der Selbstheilung zu stärken, die in allen lebenden Organismen vorhanden sind. Alle drei Methoden – die Quantenheilung, die Aufnahme von Lebenskraft sowie das geistige Heilen mit Handauflegen – sind auf ihre Art wirksam, weil wir uns mit ihnen mit der größten Kraft im Universum verbinden.

Denken Sie, wann immer es möglich ist, an und in Harmonie. Der Körper reagiert permanent darauf, wie wir ihn, uns selbst und unser Leben betrachten.

Das Bewusstsein vieler Menschen verändert sich in der Hinsicht, dass es nicht nur auf die Schulung des Verstandes ankommt, sondern auch und vor allem auf die Bedeutung der Liebe und die damit verbundenen höheren Ideale. Man schenkt heute den Worten und Lehren derer, die sich von der Wahrheit spiritueller Gesetzmäßigkeiten überzeugt haben und danach leben, eine immer größere Aufmerksamkeit. Und das ist gut so, denn das Wesentliche im Leben findet sich im Geistigen. Die Naturwissenschaften vermögen nur einen kleinen Teil der bestehenden Gesetzmäßigkeiten zu erkennen, das

Wesentliche bleibt ihnen jedoch verborgen. Bis heute ist es ihnen nicht gelungen, zum Wesen der Dinge vorzudringen. Zwar können sie bis ins letzte Detail das Äußere unserer Natur (Pflanzen, Blumen etc.) beschreiben, aber die Grundlagen ihres Werdens und Wachsens können sie bis heute nicht erfassen. Die Wissenschaft kann bis heute nicht die Frage beantworten, wer der Natur und allem Leben die nötigen Informationen eingegeben hat.

Wir begegnen so vielen Menschen, denen es scheinbar an nichts fehlt. Sie haben einen Beruf, eine Familie, ein Haus, ein Auto usw. Im Inneren jedoch herrscht ein Gefühl der Unzufriedenheit, der Leere, der Sinnlosigkeit. Das zeigt, dass sie ihre Seele vernachlässigt haben. Die Medizin der Zukunft wird alle Aspekte des Menschen in Betracht ziehen müssen.

Die innere Stimme, die sich durch die Intuition bemerkbar macht, ist der göttliche Funke in uns, der uns immer helfen wird, nicht vom rechten Weg abzukommen. Sie irrt sich niemals in dem, was sie uns rät. Natürlich erfordert es Schulung und Konzentration, um sie klar vernehmen zu können und sie vor allem nicht mit dem Ego oder irgendwelchen Glaubenssätzen zu verwechseln. Selbst die Wissenschaft rät uns, auf die Intuition zu hören, sie in Lebensentscheidungen mit einzubeziehen, uns von ihr leiten und führen zu lassen. Viele Menschen sind von ihr abgekommen – durch Gesetze, Unterweisungen, Vorschriften, Religionen und Ratschläge anderer und vieles Menschengemachte mehr. Es ist sehr laut geworden auf unserer Erde, und das erschwert es, die innere Stimme überhaupt noch zu hören. Nehmen Sie sich die Zeit, um wieder in die Stille zu gehen und diese Ihre innere Stimme wahrzunehmen. Es lohnt sich.

Im Jahr 2000 wurde die bislang weltweit größte Erhebung von Bevölkerungsdaten durchgeführt. Aus ihnen ging unter anderem hervor, dass 95 Prozent an eine höhere Macht glauben und die Hälfte davon diese Macht „Gott" nennt. Es geht also nicht mehr darum, ob „Gott" – oder wie immer wir diese Macht bezeichnen – existiert, sondern vielmehr darum, wie wir mit dieser Macht beziehungsweise Energie in Verbindung treten können und was wir durch sie zu bewirken imstande sind.

Wir wünschen uns, dass die heutige Schulmedizin in nicht allzu ferner Zukunft den technischen Fortschritt und das Wissen der alten Völker miteinander zu verbinden versteht. Wenn das geschieht, dann sind wir auf dem besten Weg zu einer ganzheitlichen Betrachtungsweise des Menschen, so wie sie einst Hippokrates, der Urvater der Ärzte, postulierte: Körper, Geist und Seele als Einheit und untrennbar.

Der eine, alles bestimmende Heilcode liegt also allein im Geistigen. Und denken Sie daran: Geistheiler sind all diejenigen, die über Geist verfügen, also wir alle.

Alles Liebe und Gute

Monika Walbert & Thomas Lang

Wer intelligent ist, lebt gut. Wer weise lebt, lebt in Verbundenheit mit unserem Schöpfer.

Anhang

Dank

Wir möchten uns von ganzem Herzen für die Realisierung des Buches beim Reichel Verlag mit Sitz in Deutschland und ganz besonders bei Frau Reichel bedanken, die es uns ermöglicht hat, dieses Buch in ihrem Verlag herauszubringen. Danke für die Unterstützung.

Dann ein herzliches Dankeschön an alle, die an uns geglaubt haben und es weiterhin tun, natürlich auch an die Teilnehmer unserer Ausbildungen und Seminare, insbesondere an diejenigen, die mit ihren Heilberichten einen wertvollen Beitrag zu diesem Buch geleistet haben.

Was Sie in unseren Kursen erleben

„Da ist eine unerklärliche, mysteriöse Kraft, die alles durchdringt! Ich kann sie nicht sehen, doch spüre ich sie! Diese unsichtbare Kraft macht sich fühlbar, dennoch wiedersteht sie allen Prüfungen, weil sie so unglaublich ist."

Mahatma Gandhi (1869-1948), indischer Freiheitskämpfer

Das, was ich mir vorstellen kann, das glaube ich, und das, was ich mir nicht vorstellen kann, an das glaube ich auch nicht. Dieser Glaubenssatz an sich wird sich während der

Tage einer Ausbildung oder eines Seminars sehr schnell relativieren. Es gibt vieles, was nicht erklärt werden, aber nichts, was nicht geschehen kann.

In den Praxisübungen geht es hauptsächlich um unseren Körper und unsere Gefühle. Wir kommen so wieder mehr in Richtung einer ganzheitlichen Wahrnehmung – eine wichtige Erkenntnis auf dem Weg zur Heilung. Die Praxis ist gerade im Bereich der geistigen Heilarbeit durch nichts zu ersetzen, und wir können uns so von der Wirksamkeit am eigenen Körper auch wirklich überzeugen.

Die Einstellung, Heilung geschieht durch den Geist, wird in den Tagen der Kurse eine ganz neue Bedeutung bekommen. Das Erlernte kann sofort umgesetzt und angewendet werden. Durch viel Üben und Erleben wird das Selbstvertrauen ansteigen. Auch durch das Erkennen neuer Möglichkeiten und Lösungen werden einengende Verhaltensmuster transformiert, was Tür und Tor für Heilwerdung öffnet.

Altes Wissen wird mit den neuesten wissenschaftlichen Erkenntnissen vereint und mit unseren Erfahrungen der letzten 20 Jahre den Teilnehmern vermittelt. Die einzige Voraussetzung, die Sie mitbringen sollten, ist, offen zu sein für etwas völlig Neues. Die Kurse dienen unter anderem der Selbstheilung eines jeden Einzelnen.

Wir sind davon überzeugt, dass Lernen viel effektiver ist, wenn es Freude bereitet. Und so legen wir sehr viel Wert darauf, eine gute Stimmung in der Gruppe zu fördern und abwechslungsreiche Übungen anzubieten. Unsere Seminare und Ausbildungen bieten die Möglichkeit, in einem geschützten Rahmen zu lernen und danach wertvolle Rückmeldungen zu bekommen. Wir gestalten die Größe der Gruppen meist so, dass wir auch auf die Bedürfnisse jedes einzelnen Teilnehmers noch eingehen können. Das Erlernte wird so vermittelt, dass es zielgerecht in den Alltag integriert und umgesetzt werden kann.

Berichte von Seminarteilnehmern

Ich wurde 2003 an der Bandscheibe im Bereich der Lendenwirbel operiert. 2005 kamen die Beschwerden wieder, genau zu einem Zeitpunkt, als ich mir einen Krankenstand aufgrund meiner beruflichen Tätigkeit nicht leisten konnte. Trotz Anraten des Arztes und auf die Gefahr hin, dass es im Bein zu bleibenden Nervenschäden kommen könnte, habe ich auf die Operation verzichtet. Ich suchte lieber nach Alternativen wie Wassergymnastik, Kur und Sport. So konnte ich meine Beschwerden in den Griff bekommen. Dennoch litt ich weiterhin unter Schmerzen. Bis 2010 nach extremem beruflichem Stress die Beschwerden wieder heftig wurden. Ich bereute, dass ich nicht auf den Arzt gehört hatte. Wild entschlossen, diese Operation nachzuholen, meldete ich mich zu einer Voruntersuchung an. Durch Zufall begleitete ich zwei Tage vorher eine Arbeitskollegin zu einem Vortrag über Quantenheilung. Ich gebe zu, es war eigentlich mehr aus der Langeweile heraus. Ich bin nicht mit der Erwartung, dadurch gesund zu werden, zu der Informations- veranstaltung mitgefahren. Im Gegenteil, ich dachte mehr an meine Arbeit im Altenheim und an die dortigen Probleme. Ich bekam an diesem Abend genau eine Anwendung, die ungefähr zwanzig Sekunden dauerte.

Zu meiner großen Überraschung wachte ich am nächsten Morgen schmerzfrei auf, seit über fünf Jahren zum ersten

Mal. Trotzdem war ich aufgrund eines zweiten Bandscheibenvorfalls weiterhin fest entschlossen, mich operieren zu lassen. Bei der Kernspintomographie-Untersuchung stellte sich aber heraus, dass es nichts zu operieren gab. Na so was! Reiner Zufall? Ich denke inzwischen, dass wir Menschen viel mehr wieder die einfachen Heilmethoden lernen sollten und wie man kostenfrei heilende Energie tankt. Ich bin dankbar, dass man mich daran erinnert hat, und freue mich immer noch über die schmerzfreien Tage.

E. K. aus der Schweiz

Die faszinierende Erfahrung aus dem Erlebnisabend Anfang November hat mich dazu bewogen, der Quantenheilung mehr Aufmerksamkeit zu widmen.

Seit vielen Monaten hatte ich permanent Schmerzen in Knie und Hüfte, so dass ich weder richtig gehen noch sitzen noch liegen konnte. Vom Tisch aufzustehen, Treppen zu steigen oder das Aus- und Einsteigen beim Auto war extrem schmerzhaft und alles wurde zusehends mühsamer, einhergehend mit rascher Ermüdung und Schlafstörungen. Mein allgemeiner Gemütszustand war dadurch entsprechend beeinträchtigt, wobei ich doch immer gewohnt war, aktiv und sehr mobil zu sein.

Der Hinweis auf euren Informations- und Erlebnisabend ist mir erst wenige Tage vor der Veranstaltung regelrecht „über den Weg gelaufen". Wie durch ein Wunder konnte ich nach diesem Abend – ich hatte eine kurze Anwendung bekommen – schon viel besser sitzen und dann sogar auch wieder schmerzfrei aus dem Auto aussteigen. Zu Hause war meine Familie sehr überrascht, dass ich in einer deutlich besseren physischen Verfassung und Stimmung war, und diese Besserung war auch im Alltag nachhaltig festzustellen. Davon angespornt, haben meine Tochter und ich beschlossen, auch gleich euer Seminar zu besuchen, um selbst einige Werkzeuge der Quantenheilung kennenzulernen. Nach diesem Wochenende stellten wir weitere positive Veränderungen fest.

Ich danke euch herzlich, dass ich durch euch diese interessante und effiziente Methode, welche die Quantenheilung darstellt, kennenlernen und gleich an mir selbst so positive Wirkungen erleben durfte.

G. S. aus Österreich

An einem Informations- und Erlebnisabend für Quantenheilung bekam ich zwei Anwendungen der 2-Punkt-Methode. Meine erste Intention war eine Verbesserung der Sehkraft, die zweite eine Verbesserung des Selbstwertgefühls. Am selben Abend tat sich nichts, im Gegenteil, ich war der Meinung, dass die Sehkraft eher schlechter wurde. Daher dachte ich: Anfangsverschlechterung. Am nächsten Tag war die Sehkraft aber wie vorher.

Seither befasse ich mich mehr mit dem Thema. Vom zweiten Erlebnisabend kann ich Folgendes berichten: Seit einigen Jahren hatte ich Schmerzen im linken Knie und in der Hüfte, wenn ich weite Strecken ging oder am Berg abwärts gehen musste. Durch absichtliches Hinken konnte ich aber alle Schmerzen aushalten. In der ersten Septemberwoche waren wir mit unserer Tochter am Gardasee. Meine Frau und ich wanderten weit in die Berge. Erst am dritten oder vierten Tag fiel mir plötzlich auf, dass alle meine Schmerzen in Knie und Hüfte weg waren. Sie traten auch bis heute nicht mehr auf. Ich denke, mein göttliches Selbst hat entschieden, was gerade möglich und notwendig war. Zur gleichen Zeit verschwanden auch meine jahrelangen Beschwerden mit Hämorrhoiden. Meine Sehschwäche ist aber noch gleich geblieben. Ebenfalls gebessert hat sich mein Selbstwertgefühl, ich spreche inzwischen vor einer Menschenmenge viel freier. Früher hätte ich mich eher „geduckt".

Durch das herzliche und hervorragende „Herüberbringen" der Methode, die Anwendungen, das Hintergrundwissen von Monika und Thomas und die schöne Seminargemeinschaft hat sich bei mir ein ganz anderes Interesse an den vielseitigen Anwendungsmöglichkeiten alternativer Heilmethoden ergeben.

Jetzt, im Nachhinein, fallen mir auch noch folgende Erlebnisse ein. Einige Wochen vor dem zweiten Seminar gab es einen Nachbarschaftsstreit bei Bekannten. Ich sollte bei einer Arbeit helfen, die wieder zu Streitigkeiten führen würde. Ich konzentrierte mich einige Tage vorher auf die Situation und harmonisierte diese mit Quantenheilung, so gut ich es damals konnte. Erfolg: Der Nachbar fuhr zweimal an mir vorbei und dankte sogar mit einem Gruß, und bis heute ist er auch nicht zu meinem Bekannten gekommen, um den sonst gewohnten Wirbel zu machen. Noch viele kleinere Ereignisse haben sich in der Zwischenzeit getan, es wurde und wird alles leichter.

F. L. aus Österreich

Ich habe gestern mit einer Kundschaft mit der Quantenmethode gearbeitet, und für mich war es das erste Mal mit anderen Menschen. Thema war die Ehe, die ziemlich am Ende war. Sie wollte aber keine Scheidung, um die Familie zusammenzuhalten. Kein Sex mehr, die Kinder waren zu hundert Prozent aggressiv, und vieles mehr. Einfach nur schlimm. Wir haben eineinhalb Stunden gearbeitet, und als sie ging, sagte sie nur: „Ich fühle mich ein klein wenig leichter."

Ich dachte noch: Wie das denn? Meine Freundin und ich waren am ersten Abend nach eurem Seminar voller Lebensfreude und Power und nur glücklich. Warum sagt diese Frau jetzt, sie fühle sich „ein klein wenig" leichter? Ich habe das gar nicht verstanden!

Aber dann, Stunden später, bekam ich von ihr eine SMS mit dem Wortlaut: Die ganze Familie sei wie „ausgewechselt", sie selbst habe keinen Stress mehr (der zu Beginn der Sitzung bei hundert Prozent lag). Sie könne es nicht fassen! Was sei da bloß geschehen?

Mit dem Verstand kann ich es auch nicht begreifen. Ich sage nur: „Wow!"

M. M. aus Österreich

Ich hatte mich auf einem dieser Informations- und Erlebnisabende angemeldet, um einen ersten Eindruck zu bekommen, was mich da erwartet. Da ich großes Interesse an einem Seminar zum Thema Quantenheilung hatte, kam ich mit einem guten Gefühl zu diesem Abend. Ich hatte bereits eine ganze Menge über Quantenheilung gehört und war daher sehr gespannt. Ohne jegliche Erwartungen kam ich zum Abend, obwohl ein kleiner Hoffnungsschimmer in mir doch hochkam bezüglich meiner Belastung.

Ich meldete mich sofort bei dem praktischen Teil, um eine Anwendung zu bekommen. Diese Welle, wie sie bezeichnet wird, warf mich im wahrsten Sinn des Wortes um. Es hat sich sofort ein wunderbares Gefühl in mir eingestellt, ein Gefühl des Friedens und der Harmonie. Kurz nach diesem Abend hat sich irgendetwas verändert. Ich habe zum ersten Mal seit sehr langer Zeit fast keine Ohrengeräusche mehr wahrgenommen. Danke für diesen wunderbaren Erfolg.

N. B. aus Deutschland

Ich habe mehrere gesundheitliche Erfolge zu berichten. Fangen wir an mit dem braunen rauen Fleck an meinem Auge, der mir zu schaffen gemacht hatte. Man hatte mir nach einer Erstuntersuchung gesagt, es sei eine Vorstufe zum Hautkrebs. Nach einer Anwendung mit der 2-Punkt-Methode, die ich im Seminar lernte, fing es stark an zu jucken und nach ein paar Wochen war dieser Fleck auf Stecknadelkopfgröße zurückgegangen. Nach einiger Zeit habe ich mich wieder einer Untersuchung unterzogen, und diesmal war alles in Ordnung. Nach einer weiteren Anwendung mit dieser neuen Methode waren auch meine seit vier Jahren immer wieder auftretenden Herzrhythmusstörungen verschwunden.

Des Weiteren wurde nach einer Darmspiegelung ein breitbasiger Polyp festgestellt. Es wurde mir gesagt, dass Krebs nicht ausgeschlossen werden könne. Ich bekam die Empfehlung, durch eine Operation den gesamten aufsteigenden Dickdarm und den Dünndarm-Anschluss herausoperieren zu lassen.

Nach einer weiteren Anwendung mit der 2-Punkt-Methode habe ich das Gefühl bekommen, die Operation sei nicht mehr nötig, was ich vorher natürlich mit meinem Arzt besprochen hatte. Ich habe seitdem keine Schwierigkeiten mehr. Durch das, was ich in den Seminaren erlernt habe, wurde mein Leben wieder lebenswert. Ich schaue der Zukunft ohne Ängste entgegen. Ich bekam auch den Impuls, meine Ernährung umzustellen, und lasse Fleisch fast ganz weg, habe auch ohne Mühe vier Kilogramm abgenommen. Auch das Verhältnis zu meinem Sohn, das über Jahre sehr angespannt war, hat sich erfreulicherweise zum Guten gewendet. Herzlichen Dank an euch beide für das, was ich bei euch gelernt habe.

R. N. aus Deutschland

Seit über 30 Jahren hatte ich immer wieder Schmerzen in meinem Unterbauch. Weder der Frauenarzt noch die Ärzte in der Klinik konnten mir helfen. Erst ein Heilpraktiker hat mich darauf aufmerksam gemacht, dass es nicht der Darm, sondern die Blase ist, die mir Probleme bereitet.

Also habe ich beschlossen, bei euch ein Seminar zu besuchen und mit der 2-Punkt-Methode und der systemischen Aufstellung erst einmal bei meiner Familie einiges aufzuarbeiten und dann mit der 2-Punkt-Methode an meine Belastung zu gehen. Zuerst habe ich mit meiner Blase geredet, habe sie gebeten, ihre Heilkräfte zu aktivieren und mich zu unterstützen, dann kamen mehrere Anwendungen im Seminar.

Ich kann euch berichten, ich habe seitdem (und das ist jetzt einige Wochen her) keine Blasenschmerzen mehr – und auch in meiner Familie wurde einiges gelöst, herrlich. Ich freue mich riesig über meinen Heilerfolg und werde die 2-Punkt-Methode natürlich weiter anwenden.

I. K. aus Deutschland

Seit Jahren litt ich unter einer Pollen-, Staub- und Tierhaarallergie. Meine Ärztin meinte, ich solle es doch einmal mit der Quantenheilung probieren und mir eine Anwendung geben lassen. Daraufhin machte ich mich auf die Suche nach einer Praxis. Mir wurde von einer Bekannten eure Praxis in München empfohlen, da sie selbst schon mit euch Bekanntschaft gemacht hatte und Anwendungen mit spiritueller Heilung bekam. Ich ließ mir ungefähr drei bis vier Anwendungen mit der 2-Punkt-Methode geben, und nach ein paar Tagen war die Allergie wie durch ein Wunder fast ganz verschwunden. Nach diesem wunderbaren Erfolg meldete ich mich auch für das Seminar zum Erlernen der 2-Punkt-Methode an. Ich bekam von den Seminarteilnehmern viele Anwendungen, die mir sehr gut getan haben. Ungefähr eine Woche nach dem Seminar bemerkte ich, dass der Schwindel und die Migräne, die mich seit meiner Jugendzeit begleitet haben, nicht mehr da waren, auch der Blutdruck hatte sich wieder normalisiert. Herzlichen Dank für die Hilfe und das Erlernte in euren Seminaren.

E. J. aus Deutschland

Literaturverzeichnis

Bartlett, Dr. Richard: *Die Physik der Wunder. Wie Sie auf das Energiefeld Ihres Potenzials zugreifen.* VAK Verlag, 2010.

Becker, Robert & Selden, Gary: *The Body Electric. Electromagnetism and the Foundation of Life.* Harper Paperbacks, 1998.

Becker, Volker J.: *Gottes geheime Gedanken. Was uns westliche Physik und östliche Mystik über Geist, Kosmos und Menschheit zu sagen haben.* Lotos Verlag, 2008.

Böhmig, Ulf: *Das magische Feld des Menschen.* Orac Verlag, 1998.

Braden, Gregg: *Der Realitäts-Code. Wie Sie Ihre Wirklichkeit verändern können.* Koha Verlag, 2009.

Braden, Gregg: *Im Einklang mit der göttlichen Matrix. Wie wir mit Allem verbunden sind.* Koha Verlag, 2007.

Braden, Gregg: *Zwischen Himmel und Erde. Der Weg des Mitgefühls.* Koha Verlag, 2001.

Brennan, Barbara Ann: *Licht-Arbeit. Heilen mit Energiefeldern.* Goldmann Verlag, 1998.

Broers, Dieter: *(R)Evolution 2012: Warum die Menschheit vor einem Evolutionssprung steht.* Scorpio Verlag, 2009.

Chopra, Deepak & Carlson, Richard: *Creating Affluence. The A-to-Z Steps to a Richer Life.* New World Library and Amber-Allen Publishing, 1998.

Chopra, Deepak: *Die Körperseele.* Knaur Verlag, 2001.

Chopra, Deepak: *The Path to Love. Spiritual Strategies for Healing.* Three Rivers Press, 1998.

Cowens, Deborah & Monte, Tom: *Die Gabe des Heilens.* Rowohlt Taschenbuch Verlag, 1997.

Dahlke, Dr. med. Ruediger: *Krankheit als Sprache der Seele.* Goldmann Verlag, 1997.

Dahlke, Dr. Ruediger: *Die Schicksalsgesetze: Spielregeln fürs Leben – Resonanz, Polarität, Bewusstsein.* Verlag Arkana, 2009.

Dahlke, Dr. Ruediger: *Krankheit als Symbol. Ein Handbuch der Psychosomatik. Symptome, Be-Deutung, Einlösung.* C. Bertelsmann Verlag, 2007.

Dahlke, Margit und Ruediger: *Das spirituelle Lesebuch.* Knaur Verlag, 1999.

Dalai Lama: *Ethics for the New Millennium.* Riverhead Trade, 2001.

Dossey, Larry: *The Extraordinary Healing Power of Ordinary Things. Fourteen Natural Steps to Health and Happiness.* Harmony, 2006.

Dossey, Larry: *Wahre Gesundheit finden. Krankheit und Schmerz aus ganzheitlicher Sicht.* Knaur Verlag, 1991.

Dyer, Wayne W.: *The Power of Intention.* Hay House, 2004.

Ein Kurs in Wundern. Greuthof Verlag, 2004.

Emoto, Dr. Masaru: *Die Botschaft des Wassers: Sensationelle Bilder von gefrorenen Wasserkristallen.* Koha Verlag, 2010.

Grabowski, Siegfried: *Der Heilstrom. Über den praktischen Umgang mit der Heilkraft.* Schirner-Taschenbuch, 2007.

Heisenberg, Werner: *Physik und Philosophie.* Hirzel Verlag, 2007.

Holmes, Ernest: *Der Schlüssel zum wahren Leben.* Verlag CSA, 1984.

Hover-Kramer, Dorothea: *Second Chance at your Dream: Engaging your body's Energy for optimal Aging, Creativity and Health.* Energy Psychology, 2008.

James L. Ashman: *Energy Medicine in Therapeutics and Human Performance.* Butterworth-Heinemann, 2003.

Kinslow, Frank: *Quantenheilung erleben. Wie die Methode konkret funktioniert.* VAK Verlag, 2010.

Krotoschin, Henry: *Huna Praxis. Bewusste Lenkung des Schicksals.* Verlag Schirner, 2004.

Kurt Tepperwein mit Felix Aeschbacher: *Intuition – die geheimnisvolle Kraft.* mvg Verlag, 2010.

Kybalion – Die 7 hermetischen Gesetze. Aurinia Verlag, 2011.

Lang, Thomas & Walbert, Monika: *Quantenheilung – Medizin der neuen Zeit. Nie mehr im Leben zum Arzt? So können Sie Körper und Geist in Einklang bringen.* Giger Verlag, 2012.

Laskow, Leonhard: *Heilende Energie.* Heyne Verlag, 2000.

Lipton, Bruce H.: *Intelligente Zellen: Wie Erfahrungen unsere Gene steuern.* Koha Verlag, 2006.

Lorber, Jakob: *Heilung und Gesundheitspflege in geistiger Schau.* Lorber Verlag, 2002.

Mazur, Josef Adam & Pade, Rosemarie Gitta: *Aura. Farben des Lichts. Begleitung zur Heilung, Licht-Farb-Analyse, Aura-Foto-Diagnose.* Silberschnur Verlag, 2001.

McTaggart, Lynne: *Das Nullpunkt-Feld. Auf der Suche nach der kosmischen Ur-Energie.* Goldmann Verlag, 2007.

Melchizedek, Drunvalo: *Die Blume des Lebens.* Bände 1-2, Koha Verlag, 2000.

Möbius, Jill: *Das Geheimnis der richtigen Schwingung. Anleitung für ein Wunder-volles Leben.* Verlag Via Nova, 2007.

Montgomery, Barbara: *Holistic Nursing. A Handbook for Practice.* Jones & Bartlett Publishers, 2004.

Motz, Julie: *Hands of Life. Use Your Body's Own Energy Medicine for Healing, Recovery, and Transformation.* Bantam, 2000.

Myss, Caroline: *Anatomy of the Spirit. The Seven Stages of Power and Healing.* Three Rivers Press, 1997.

Myss, Caroline: *The Creation of Health: The Emotional, Psychological, and Spiritual Responses That Promote Health and Healing.* Three Rivers Press, 1998.

Nancy Ann Battilega, HTCP: *A Story of Grace. Holistic Healing after a Diagnose of Breast Cancer.* Create Space, 2008.

Nordwald Pollock, Maud: *Vom Herzen durch die Hände.* Bauer Verlag, 1995.

Oppelt, Siglinda: *Quantensprung im Business. Erfolgreich in die neue Zeit!* Verlag Via Nova, 2011.

Oschman, James L.: *Energy Medicine. The Scientific Basis.* Churchill Livingstone, 2000.

Pellegrino-Estrich, Robert: *Die Kraft zu heilen. Ein klarer, kompakter und umfassender Führer in Energieheilen.* Michalis Verlag, 2005.

Petrov, Arcady: *Rette Dich.* 1. Teil der Trilogie *Erschaffung der Welt.* RARE WARE Medienverlag, 2010.

Ponder, Catherine: *Heilungsgeheimnisse der Jahrhunderte.* Goldmann Verlag, 1992.

Popp, Fritz-Albert: *Biophotonen – Neue Horizonte in der Medizin. Von den Grundlagen zur Biophotonik.* Haug Verlag, 2006.

Rauch, Dr. med. Erich: *Autosuggestion und Heilung. Die innere Selbst-Mithilfe.* Haug Verlag, 1982.

Schnelting, Karl: *Geistige Heilung.* J. Kamphausen Verlag, 1990.

Schwartz, Gary E., PhD: *The Energy Healing Experiments. Science Reveals Our Natural Power to Heal.* Atria (Reprint edition), 2008.

Southwood, Malcolm S.: *Die Gabe der Heilung. Spirituelle Kraft und Liebe für Körper, Geist und Seele.* Lüchow Verlag, 2007.

Southwood. Malcolm: *Mein Weg als Heiler.* Knaur Verlag, 2001.

Stelzl, Diethard: *Im Einklang mit der universalen Ordnung. Geistige Gesetze und Lebensweisheiten für den Alltag.* Verlag Via Nova, 2007.

Taniguchi, Masaharu: *Die geistige Heilkraft in uns. Wesen, Grundsätze und Erfolge des geistigen Heilens.* Hermann Bauer Verlag, 1976.

Taniguchi, Masaharu: *Leben aus dem Geiste.* Bauer Verlag, 1979.

Trine, Ralph Waldo: *In Harmonie mit dir selbst. So findest du Glück und Zufriedenheit.* Deltus media, 2009.

Vitale, Joe: *Zero Limits. The Secret Hawaiian System for Wealth, Health, Peace, and More.* John Wiley & Sons, 2008.

von Ludwiger, Illobrand: *Das neue Weltbild des Physikers Burkhard Heim.* Komplett Media, 2006.

Wilber, Ken: *Eine kurze Geschichte des Kosmos.* Fischer Verlag, 1997.

Yogananda, Paramahansa: *Wissenschaftliche Heilmeditationen. Theorie und praktische Anwendung der Konzentration.* Self-Realization Fellowship Publishers, 2000.

Zukav, Gary: *The Dancing WuLi Masters. An Overview of the New Physics.* Vintage/Ebury, 1979.

Empfohlene DVDs:

Braden, Gregg: *Im Einklang mit der göttlichen Matrix.* Koha Verlag, 2009.

Lipton, Bruce: *Intelligente Zellen.* Koha Verlag, 2008.

The Secret – Das Geheimnis. Arkana Verlag, 2007.

Peaceful Warrior – Der friedvolle Krieger. Horizon Film, 2007.

Water – Die geheime Macht des Wassers. polyband Medien GmbH, 2010.

Rechtsgrundlage für Heiler in Deutschland

Mit der Grundsatz-Entscheidung des Bundesverfassungsgerichtes 2004 (AZ: 1 BvR 784/03) wurde eindeutig entschieden, dass Heiler arbeiten dürfen und dass zum Ausüben des geistigen Heilens keine Heilpraktiker-Erlaubnis oder ärztliche Approbation nötig ist. Heiler, die zur Aktivierung der Selbstheilungskräfte des Patienten beispielsweise Handauflegen praktizieren, unterscheiden sich grundsätzlich in der Art der Ausübung sowie im Erscheinungsbild von Ärzten und Heilpraktikern. Das Heilpraktikergesetz findet deswegen keine Anwendung. Gleiches gilt für Tätigkeiten, die religiöser Natur sind, oder für rituelle Praktiken. Der Grund liegt darin, dass vom Heiler keine Diagnose gestellt wird. Der Heiler ist dafür verantwortlich, dass der Patient ihn nicht für einen Arzt hält und geistiges Heilen nicht mit ärztlicher Heilkunde verwechselt. Aus diesem Grund verlangt das Bundesverfassungsgericht vom Heiler aufklärende Hinweise. Will ein Heiler Diagnostik in seine Arbeit mit Patienten einbeziehen, ist hierfür nach in Deutschland geltendem Recht in jedem Fall eine Heilpraktikererlaubnis oder eine ärztliche Approbation notwendig. Dasselbe gilt, wenn Heiler Therapien in ihre Arbeit einbeziehen wollen, die nicht zum geistigen Heilen zählen, wie naturheilkundliche Behandlungen oder Ähnliches. Nach geltendem Recht erlaubt ist die gezielte Krankheitsbehandlung, wenn die Diagnose vom Arzt oder Heilpraktiker oder vom Klienten stammt. Der Arzt/Heilpraktiker darf also Patienten zum Heiler schicken. Der Heiler muss nicht in der Arztpraxis tätig werden. Er kann zu Hause oder in der eigenen Praxis arbeiten. Für den Arzt/Heilpraktiker ist das kein Problem, da er keine medizinische, sondern seelsorgerische Verantwortung trägt.

Zur Beachtung:

Die hier zur Verfügung gestellten Informationen sollen Ihnen als Unterstützung dienen, so dass Sie mit Ihrem Arzt oder Heilpraktiker eigenverantwortliche Entscheidungen in Gesundheitsfragen treffen können. All die vorgestellten Methoden basieren darauf, die bioenergetischen Systeme in uns auszugleichen und in Harmonie zu bringen. Bei gesundheitlichen Belastungen sollten sie die vorgestellten Methoden erst nach Absprache mit ihrem Arzt oder Heilpraktiker anwenden, da sie keinen Ersatz bieten für eine verordnete Behandlung. Weder wir als Autoren noch der Verlag übernehmen für eventuelle Schäden, die aus den im Buch erteilten Hinweisen entstehen, eine Haftung. Wir erheben ebenso keinerlei Anspruch darauf, heilen zu können.

Kontakt

HeilAkademie Walbert & Lang GbR

Telefonkontakt innerhalb Deutschlands unter 0171-2021997 oder 0163-2575774.

Vom Ausland unter: 0049-171-2021997, 0049-163-2575774.

Die Festnetznummer ist auf unserer Website ersichtlich.
www.heilakademie-walbertundlang.com
www.quantenheilung-seminare.com
www.heilerausbildungen.com

E-Mail-Kontakt:

info@heilakademie-walbertundlang.com

Ausbildung und Seminare für geistige Heil- und Bewusstseinstechniken. Ausbildung zum spirituellen Heiler, Ausbildung zum MQ (Matrix Quantenheilung) Heilbewusstseinscoach und eine Seminarreihe zur Quantenheilung. Zu finden auf unseren Websites.

Die HeilAkademie vereint das Wissen aus Wissenschaft, Spiritualität und Heilung durch Geist.

Die Ausbildungen und Seminare werden angeboten in Deutschland, Österreich, Südtirol (Italien) und der Schweiz.

Einzelsitzungen in unserer Praxis:

Kontakt: 0049 (0)171-2021997 oder 0049 (0)163-2575774

Die Festnetznummer ist auf unserer Website ersichtlich.

Mail: Info@heilakademie-walbertundlang.com

Über die Autoren

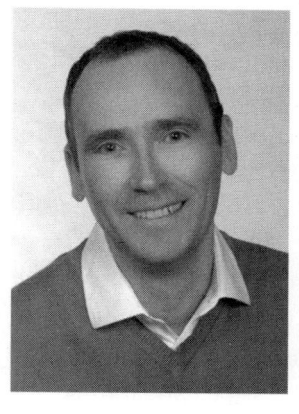

Thomas Lang

Thomas Lang hält seit vielen Jahren Vorträge zum Thema Heilung auf geistigem Weg und betreibt seit Jahren Heil-bewusstseins-Forschung. Sein Wissen vertieft er laufend durch intensive Literaturstudien, Seminare sowie Aus- und Weiterbildungen. Er absolvierte eine Ausbildung zum spirituellen Heiler beim Nationalen Verband für spirituelle Heiler England, der einzig weltweit anerkannten Organisation für spirituelle Heilung, mit einigen der besten Tutoren (Ausbilder) für spirituelle Heilung, nach den strengen Regeln der Heiler Tradition in Großbritannien. Diese Organisation gibt den Absolventen auch die Möglichkeit, in verschiedenen Ländern mit Ärzten unterstützend zusammenzuarbeiten. Es kam eine weitere Ausbildung mit dem Thema der Bewusstseinstransformation (Quantenheilung) dazu, außerdem arbeitet er als Heilbewusstseins-Coach/Trainer und bildet darin auch aus. Des Weiteren hat er Kenntnisse über russische bioinformative Heilungstechnologien bei einer russischen Ärztin erworben. Thomas Lang ist Gründer und Leiter der HeilAkademie Walbert und Lang. TV-Auftritte in Deutschland und der Schweiz.

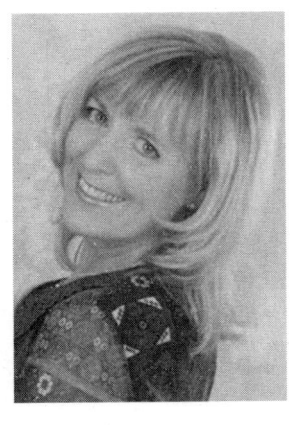

Monika Walbert

Nach ihrer langjährigen Tätigkeit als Designerin und Malerin folgte sie ihrer Berufung und ließ sich als spirituelle Heilerin bei einigen der besten Tutoren (Ausbilder) für spirituelle Heilung beim Nationalen Verband für spirituelle Heiler England, der einzig weltweit anerkannten Organisation für spirituelle Heilung, ausbilden. Es folgte eine Ausbildung in systemischer Aufstellung, die sie mit der Quantenheilung erfolgreich zu einer neuen Art der systemischen Aufstellungsarbeit weiterentwickelt und konzeptioniert hat. Darüber hinaus besuchte sie intensiv Seminare und Ausbildungen der Bewusstseinstransformation (Quantenheilung) und der russischen bioinformativen Heilungstechnologien.

Monika Walbert ist Gründerin und Leiterin der HeilAkademie Walbert und Lang. TV Auftritte in Deutschland und der Schweiz.

Die geistige Heilarbeit lässt sich wunderbar mit der Schulmedizin kombinieren. Wir begrüßen daher die Zusammenarbeit mit Ärzten, Heilpraktikern, Pädagogen/Therapeuten und jeglicher Art von Menschen in Heilberufen. Unser Vorbild ist das System in England, wo die Schulmedizin mit den spirituellen Heilern (Geistheilern) erfolgreich unterstützend zusammenarbeitet.